儿童肾病

知多少？

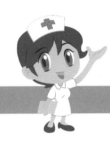

主　　编　夏正坤

副 主 编　高远赋　高春林　樊忠民

编者单位　南京军区南京总医院

编者名单　（按姓氏笔画排序）：

史凯丽　陈　玲　周青山　贾丽丽

夏正坤　徐　敏　高远赋　高春林

陶　迪　蒋　平　樊忠民

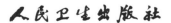

人民卫生出版社

图书在版编目（CIP）数据

儿童肾病知多少 / 夏正坤主编 . —北京：人民卫生出版社，2017

ISBN 978-7-117-25469-4

Ⅰ.①儿⋯　Ⅱ.①夏⋯　Ⅲ.①小儿疾病 – 肾疾病 – 诊疗　Ⅳ.①R726.92

中国版本图书馆 CIP 数据核字（2017）第 269833 号

| 人卫智网 | www.ipmph.com | 医学教育、学术、考试、健康，购书智慧智能综合服务平台 |
| 人卫官网 | www.pmph.com | 人卫官方资讯发布平台 |

儿童肾病知多少

主　　编：夏正坤
出版发行：人民卫生出版社（中继线 010-59780011）
地　　址：北京市朝阳区潘家园南里 19 号
邮　　编：100021
E - mail：pmph @ pmph.com
购书热线：010-59787592　010-59787584　010-65264830
印　　刷：三河市潮河印业有限公司
经　　销：新华书店
开　　本：787 × 1092　1/32　　印张：7
字　　数：113 千字
版　　次：2017 年 12 月第 1 版　2017 年 12 月第 1 版第 1 次印刷
标准书号：ISBN 978-7-117-25469-4/R · 25470
定　　价：46.00 元

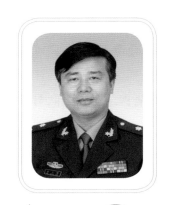

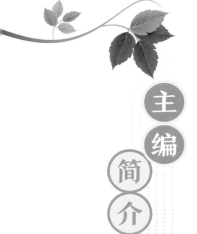

夏正坤 教授

南京军区南京总医院儿科主任、主任医师、教授、博士生(后)导师、江苏省重点医学人才、澳大利亚新南威尔士大学附属悉尼儿童医院高级访问学者;主要从事儿童难治性肾脏疾病、血液净化、危重症疾病、血管炎与夜遗尿等临床医疗与科研工作。负责国内儿童激素耐药型肾病诊疗方案的修订与急性肾小球肾炎循证指南的制定,在享有极高医疗行业知名度的好大夫网站上患者满意度与诊疗水平排名第一。

任中华医学会儿童肾脏病学组副组长、全军与江苏省儿童肾脏学组组长、江苏省医学会儿科学分会候任主任委员、全军儿科专业委员会副主任委员等;任《中华儿科杂志》《医学研究生学报》、《临床儿科杂志》、《国际儿科学杂志》与《现代医学》等杂志编委。负责国家自然基金课题3项、国家科技部"十五"攻关课题1项、全军重点基金课题2项、江苏省重点医学人才基金课题1项、江苏省医学创新团队与江苏省重点研发项目,科研经费达1000多万。获总后国家卫生计生委医疗成果二等奖3项;发表SCI论文17篇、国内核心期刊论文126篇、专家论坛发表评论10篇,主编著作3部、参编著作7部。被评为第一届南京总医院十佳青年、南京军区卫生系列"181"学科带头人、优秀党务工作者、优秀共产党员、第二军医大学优秀教师、军区优秀中青年科技人才、南京军区卫生系列"122"学科带头人、江苏省医学重点人才,享受军队优秀专业技术人才岗位津贴。2008年担任安徽亳州手足口病队长与首席专家。2011年中央电视台新闻联播与国内主流媒体报道了成功救治69天无尿的急性肾功能不全患儿,创造了医学史上的奇迹。

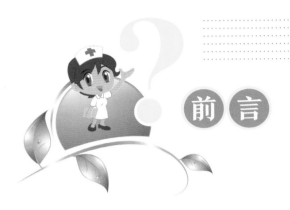

前言

目前,我国有300万儿童患有不同类型的肾脏疾病,且发病率呈逐年上升趋势。随着疾病谱的改变,我国慢性儿童肾病发病率呈快速递增。早期发现可提高肾脏疾病患儿的诊断与治疗水平,预防及延缓尿毒症的发生是当前儿童肾病医护人员迫切需要解决的问题。儿童肾脏病大多数可以治愈,但也有一部分因延误治疗或治疗方法不当使病情迁延、反复,最终发展为慢性肾功能衰竭。因此,对这些孩子治疗,医生、患儿、家属之间必须密切配合,要有足够的耐心和信心,采取诱导、巩固、维持治疗的指导方案,最终大部分患儿能够达到痊愈。

作为儿科医生,不但要给孩子看病,还要教孩子的父母及亲人如何照护孩子,让他们掌握科学的知识很有必要。儿科是"哑科",孩子不会表达,家长着急又表达不清,医生们在见到生病的儿童的瞬间,经过简短的问诊、检查,对疾病的轻重缓急就有一个大致的判断了。儿科医生看病时,都要给孩子的父母做详细的解释工作。医生的话很重要,有时三言两语使家长如梦方醒、恍然大悟。因为这是医生多年临床经验的结晶,是不可多得的一剂"良药"。

经常听到来医院看病的家长们抱怨,挂号排队等了好几个小时,等到看病了就几分钟的时间,化验检查要排队,交费取药也要排队等,每个等候的家长都希望医生给别人快点儿看,但自己就诊时又希望医生看慢一点。但是,千万不要小看医生看诊这短短的几分钟,它凝结了一位儿科医生多年的艰苦努力、不断的勤奋学习、慢慢积累起来的临床经验。医生们也希望和每一个家长更细致地从发病到治疗、再到预后进行全面的讲解,但为了诊室内外里三层外三层的生病宝宝和焦急等待的家长,医生们将用最简短、最准确的语言给出最标准的解答与最准确的诊断,虽然只有这短短的几分钟,但它会调动起医生们所学过的所有知识,从患儿的症状、哭闹的声音、精神状态、查体所获得的各种信息,到焦急的妈妈们有时近乎语无伦次的表述中,去伪存真辨别出有用的证据。医生们每当看到这些焦虑的家长,希望能通过他(她)们的努力,将这些家长最关心,最迷茫的问题汇集在一起,用我们的临床经验,深入浅出的答疑解惑,从而助家长一臂之力,共同呵护肾病患儿的健康。

从医至今已三十余载,最初接诊的小患者们早已为人父母,有的甚至都当了爷爷奶奶。他们还会带着儿子辈、孙子辈来看病。看着当初的小患者健健康康地长大成人,这份喜悦和成就感是无法用言语表达的,也是金钱不能换来的。"半亩方塘一鉴开,天光云影共徘徊,问渠哪得清如许,为有源头活水来"。希望本书能如一泓来自源头的清泉,注入家长们焦灼的心田,细细滋润他们舐犊爱子之心。

本书由江苏省医学创新团队撰稿(编号:CXTDA2017022)与江苏省社会发展——临床前沿技术资助(编号:BE2017719)。

夏正坤

2017 年 11 月

儿童肾病
知多少

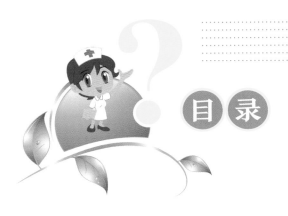

目 录

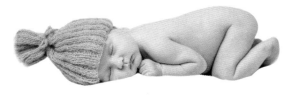

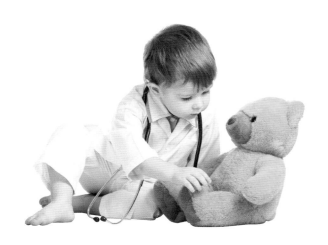

儿童肾病
知多少

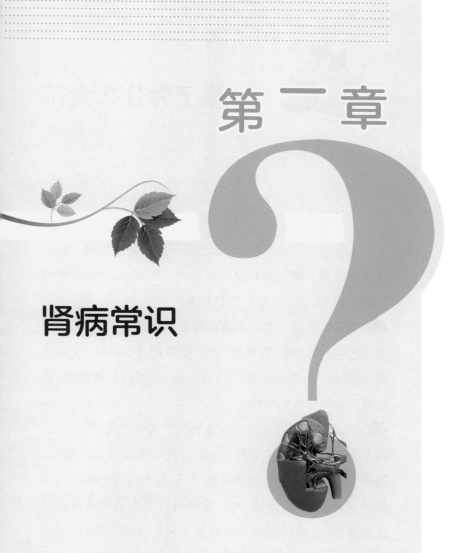

第 一 章

肾病常识

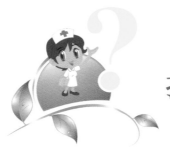

孩子为什么会得肾病

本来活泼可爱、健健康康的孩子怎么突然就得了肾病了？想必很多家长都有这样的疑问。事实上，导致肾病的原因有很多，常见的有以下 6 种原因：

与遗传有关 某些肾病的发生与遗传关系密切，比如说 Alport 综合征、多囊肾、糖尿病肾病等，或多或少带有遗传因素。如需明确是否与遗传有关，可行基因检测、肾组织Ⅳ型胶原等相关检查。

与滥用药物有关 如今各大药店随处可见，许多家长都不愿意去医院买药，因为缺乏必要的医学及药理知识，有些家长甚至宁愿去尝试一些土方、偏方或者一些连名字都不知道的药物，如此一来，常常导致滥用药物的现象存在。其实，许多药物都会对肾脏产生一定的毒性，一些患儿因为家长擅自尝试偏方,肾功能急剧恶化,病情急速进展,本就残存的肾功能在这些毒性药物的摧残下一点点消耗殆尽。因此,劝诫各位家长,切莫擅自用药。

❀ **与日常行为方式有关** 比如说长期憋尿、不爱喝水、卫生习惯不良容易导致肾结石、肾盂肾炎的发生,要风度不要温度容易导致感冒、咳嗽,继而因 β 溶血性链球菌感染引起急性肾小球肾炎等。

❀ **与自身疾病有关** 比如说乙型肝炎、糖尿病、过敏性紫癜、系统性红斑狼疮等。

❀ **与自身饮食有关** 饮食过咸、暴饮暴食通常也会增加患肾病的风险。

❀ **与感染有关** 常见的有急性肾小球肾炎、IGA 肾病、肾盂肾炎等。

正是基于以上原因,才会令肾病有可乘之机,因此,在平时的日常生活中,应尽量避免以上 6 种高危因素,保护好自己的孩子不要被肾病侵袭!

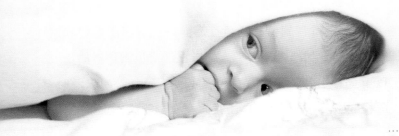

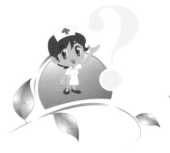

儿童压力过大也会导致肾病

压力对于许多疾病,是无形的病因之一。儿童压力过大容易导致肾病,那么,生活中该如何预防儿童肾病呢?

随着现在学业压力的增大,儿童面对越来越沉重的学业(升学)的压力;或者众多家庭为了培养高素质孩子,报名参加各种各样的培训班、特长班,这就使儿童正常的生活规律得不到很好的匹配。有些儿童更是成天沉迷于手机与游戏等异常的生活中,使孩子的内分泌系统发生紊乱。

肾病的发病症状具有隐匿性,加之孩子对自主症状描述不清,很难得到家长的重视。而一旦出现明显症状,肾脏就已经受到严重损害了。临床上经常见到这样的情形:孩子全身水肿,家长才意识到孩子得了肾病,如未及时就医将导致疾病迁延难愈;还有的家长未能选择正规的医院和治疗方法,造成了孩子肾脏不可逆转的损害,这种错误的选择甚至导致孩子发展为尿毒症。

目前我国3亿多2~14岁儿童中,有200多万肾脏病患儿。患病儿童若没有得到及时有效的治疗,就会在学龄前期、学龄期、青少年期或成年期等不同时期出现尿毒症,需要进行透析和移植治疗。因而,每位家长必须重视检测肾脏的早期"损害信号","尿筛查"是发现肾脏早期"损害信号"最简便的方法。由于肾病没有特殊的临床体征,所以预防肾病要做好以下几点:

第一,要定期体检。

第二,要掌握肾病的基本常识,如出现面色苍白、水肿、尿血、恶心、呕吐等症状时一定要做尿检。

第三,要经常仔细观察和询问孩子,一旦发现上述症状,及时就诊。

第四,在孩子确诊肾病之后,一定要及时到儿童肾病专科医院就诊。因为肾病不是高发和常见病种,医生的临床经验对于治疗具有决定性的作用。儿童肾病专科医院的医生接触肾病患儿较多,其临床经验丰富,治疗也规范。另外,如果能进行常规尿液检查,及早发现孩子有蛋白尿、血尿等肾脏病常见症状,并对这些孩子进行长期的随访、早期治疗、早期干预、保护肾脏,可以减少慢性肾衰竭的发生。

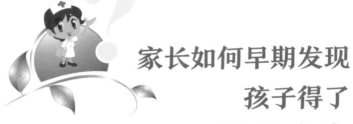

家长如何早期发现孩子得了肾脏疾病

据相关调查显示,在全国3.6亿儿童中,肾脏疾病患儿数量约为300多万,更有数千名儿童在逐步发生慢性肾功能衰竭。因肾脏病不痛不痒,起病隐匿,缺乏明显的临床表现,很容易被忽视。但如果肾病诊疗不及时,可逐步发展成为慢性肾功能衰竭,一旦到了慢性肾衰期,就需要透析治疗、肾脏移植等,不但花费昂贵,且危及生命。

那么家长如何早期发现孩子得了肾脏疾病呢?

观察尿液 任何一种肾脏疾病,其最早的变化出现于尿液中。

● **尿色:**如果尿液的颜色加深,像茶叶水、洗肉水、烟灰水一样,或者呈鲜红色时,这往往是血尿的表现。尿液混浊多因饮水少所致,但要注意结石、高尿钙,尿液味道臊臭明显,要注意尿路感染。

● **泡沫尿**:当孩子的尿液中如果泡沫明显增多,并且经久不消,可能提示尿中有蛋白。

● **尿量**:无论是尿量增多还是减少都可能是肾脏疾病的异常提示。特别是夜间尿多往往提示患有肾脏疾病(表1)。

表1 儿童正常每日尿量

年龄	尿量 / 天
<1 岁	400ml
1~3 岁	400~600ml
4~5 岁	600~700ml
6~8 岁	600~1000ml
9~14 岁	800~1400ml
>14 岁	1000~1600ml

注:除泌尿系统本身外,尿量尚与其他影响因素有关,诸如液体摄入量、不显性失水(体温、活动量、呼吸状态、环境的温度和湿度)、精神因素及药物影响等,故个体差异较大。

● **尿检**:建议小儿每半年检查一次尿常规,但许多家长可能无法做到。1年左右做一次尿常规还是很有必要的,同时最好要在患儿感冒、发热后尿检,因为如果患有肾脏疾病的儿童在感冒、发热时感染扰乱机体免疫功能,机体代谢加快,导致肾脏负担加重,进而促使免疫出现紊乱,容易出现尿检异常,以便及早发现问题。

🍀 **水肿** 水肿的程度可轻可重。

● **隐性水肿**:无可见水肿,仅有体重增加。

● **轻度水肿**:表现为晨起眼睑或颜面部水肿("肉眼泡"),午后多消退,劳累后加重,休息后减轻。或者其他组织松弛处(如阴部)轻度水肿。或久坐久立后足背水肿、手指发胀。

● **重度水肿**:可全身明显水肿。严重水肿可出现在身体低垂部位,如双下肢、双脚踝内侧等,甚至出现全身水肿如胸水与腹水等。

🍀 **高血压** 肾脏疾病引起的高血压与其他高血压一样,也会出现头痛、头昏、眼花、耳鸣等症状。但多数病人由于长期血压较高,对高血压状态已经耐受,故可没有任何感觉,单凭有无症状来判断血压是否升高是不可取的。所以,孩子有以上不适时需检测血压是十分必要的。

🍀 **腰痛** 肾区酸痛不适或隐隐作痛或持续性钝痛。

🍀 **不明原因的贫血**

其实,家长平时只要认真观察,还是可以发现肾脏疾病的蛛丝马迹的,如果孩子有以上的任何一种表现,都要引起足够的重视,必须及时到医院就诊。

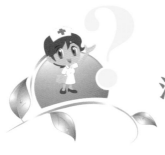

泡沫尿 = 肾病?

很多家长有这样的顾虑:虽然用乙酸加热法测出尿蛋白转阴,但观察孩子的小便还是有泡沫,于是担心孩子病情是不是还没有缓解。本文就与大家一起说说泡沫尿。

正常情况下,尿液表面张力很低,形成气泡较少。尿液含有一些有机物质和无机物质,使尿液张力较强而出现一些泡沫,所以,尿出现泡沫不一定就是有病。但由于各种原因,尿液中成分发生改变时,尿液表面张力增高,气泡就会增多。

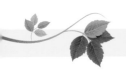

一、泡沫尿产生原因

 肝肾疾病 肝肾疾病时尿液中胆红素或蛋白质含量

增多,尿液表面张力增大,在排尿时可产生较多气泡。

🌸 **膀胱疾病** 如膀胱炎、膀胱癌等,或其他泌尿系感染,使尿液的成分容易发生改变而产生气泡。

🌸 **糖尿病** 糖尿病时,尿液中尿糖或尿酮体含量升高,尿液的酸碱度发生改变,尿液表面张力增高。

🌸 **泌尿道中有产气菌存在** 泌尿道中有产气菌存在时,尿液中可产生气泡。

总之,尿液中有气泡的原因很多,但当小便中气泡特别多,气泡大而且持续时间较长时,应尽早去医院检查为宜。

【提醒】 如果尿液内泡沫短时间内自动消散说明没什么问题,如果尿液泡沫长时间不自动消散说明肾脏可能有问题,这样的尿液可能是蛋白尿。蛋白尿是肾病的一个重要症状,请予重视。长期出现尿有泡沫的情况应该到正规医院做尿检。

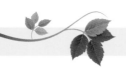

二、如何检查泡沫尿

🌸 **有泡沫** 尿中泡沫长时间不消失,提示可能为蛋白尿,这是由于尿中有蛋白质,表面张力变大,而使尿中泡沫不易消失,另外肝脏病患者的尿液,常冒出黄色泡沫,残留时间很长。

看透明度　正常尿液澄清透明,如排出的尿呈浑浊状,静止后均匀沉淀多半为盐类尿,除与饮食有关外,注意是否伴有砂粒状物,如有的话,就是结石。尿呈脓样浑浊,多伴有絮状物,称脓尿,是泌尿系统感染的征象。

闻气味　正常新鲜尿液有特异的气味,静止一段时间后,尿分解而放出氨,故有氨臭味、为慢性膀胱炎及尿潴留的表现。有糖尿病酮症酸中毒时,可呈苹果样气味。此外,有些食物和药品,如蒜、葱、缬草等,亦可使尿液呈特殊气味。

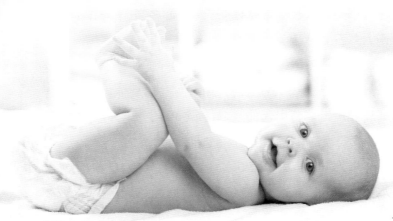

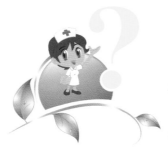

冬季天凉要留心
小儿急性肾炎

　　小儿肾炎是属于自体免疫性疾病,民间俗称"腰子病",多发生于5~10岁的儿童。通常在感染链球菌后1~4周发病,开始时会出现眼睑轻度水肿,同时还会出现肉眼血尿,尿色淡红,如洗肉水样,实验室检查尿中有蛋白及红细胞。家长一定要对孩子多关心多照顾,可以避免带来太多不必要麻烦。

　　每到秋冬季,急性肾炎病儿便多了起来,究其原因,这是夏季天气炎热,小儿容易患脓包疮、扁桃体炎、咽炎、猩红热等由链球菌引起的疾病,到冬季,机体对链球菌毒素发生变态反应,从而引起小儿急性肾炎。

　　实验室检查尿中有蛋白及红细胞。发病后头几天,患儿往往有血压升高,有时还会出现低热、头昏、乏力、食欲不振,恶心等表现。

患有急性肾炎后,病情无论轻重,患儿都应该卧床休息一到二周,避免剧烈活动,同时给予患儿脂肪适量的无盐或低盐饮食。

患病后,如果治疗及时得当,一般 1~2 周之后尿量即可以增加,血压恢复正常,水肿也随之减轻、消退,实验室尿液检查也逐步恢复正常,绝大多数儿童可以完全康复如初。学龄儿童一般在血沉正常后可恢复上学,但 3 个月内应注意休息,避免剧烈运动。

预防小儿急性肾炎,关键在于防止链球菌感染,经常给小儿洗澡,保持皮肤清洁,防止脓包疮。增强体质,还要防止感冒和咽炎、扁桃体炎以及猩红热等链球菌的感染。一旦发生感染,应该及时治疗,杜绝后患。对肾炎还未完全痊愈者,应防止再次发生链球菌感染,以免肾炎延误难愈。

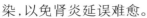

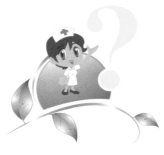

孩子小便时哭闹
警惕肾石症

　　肾石症很多时候会引起肚子痛、血尿、恶心等症状。小儿肚子痛要警惕肾石症。很多时候小儿肚子痛基本会被认为是肠胃的问题,其实也有一部分原因是肾石症引起的,因为其发病率比较低,因此就有可能被忽略。

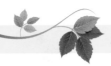 **小儿肚子痛肾石症表现在哪几方面?**

　　儿童肾结石临床表现不典型,主要表现为疼痛、血尿、恶心、呕吐,可出现发热、畏寒、寒战等全身症状。

　　不会说话的幼儿,常表现为不时地哭闹,小便时哭闹得更加厉害,或者出现血尿、发热、寒战、食欲缺乏等症状。因为肾结石引起的肾区疼痛常从腰部或侧腹部向下放射至膀胱区外阴部及大腿内侧,常常是剧烈疼痛,孩子哭闹,大汗淋漓,恶心呕吐,也有发生疼痛性休克需要急救者。

如果发现小儿有肚子痛的症状,可以再留心一下有没有其他的相关症状,如冒冷汗、寒战等。出现这种情况的话,很可能是肾石症引起的,因此应该及时医院检查并治疗。

小儿肾石症的症状有时候与感冒、肚子痛等的症状有一定相似。一定要正确地认识肾石症的一些症状表现等相关知识,及时发现问题、及时解决。

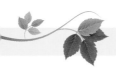

肾石症的治疗方法有哪些?

药物治疗　药物治疗一般适合于肝胆系结石小于 0.3cm 的且无慢性炎症的患者,但是结石的患者绝大多数伴有感染,感染加重梗阻,所以药物往往只能改善症状而不能真正排出结石(图 1)。

手术治疗　是比较传统的治疗方式。手术治疗的缺点:以其痛苦大、费用高,一般不被患者所接受。手术治疗的优点:治疗彻底,一次性消除结石(图 2)。

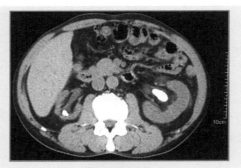

图 1　肾石症

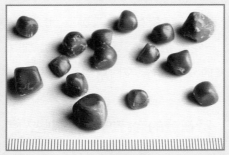

图 2　肾结石

 一般治疗

● **保证充分饮水**：尤其夏季和夜间，为避免夜间尿液过分浓缩，必须强调睡前饮水，并且在半夜再饮水一次。最好用饮用含矿物质水的磁化水，使每日尿量超过同年龄正常尿量上限，可稀释尿液、减少晶体沉淀、冲洗尿路和排出微小结石。

● **饮食**：饮食成分应根据结石种类和尿液酸碱度而定。对于草酸结石，应避免高草酸食物如菠菜、番茄、土豆、甜菜、龙须菜、果仁、茶叶、可可、巧克力等。以及含钙离子的食物如牛奶、奶酪等。对特发性高钙尿应限制钙摄入，以减少尿钙含量；对非高尿钙的复发性草酸结石，无需低钙饮食。如因低钙饮食致使尿草酸排泄增加而形成结石者，也不宜采用低钙饮食。控制钠摄入，钠摄入过多可使尿钙排泄增多。高尿酸血症和高尿酸尿时要低嘌呤饮食，避免进食动物内脏，少食鱼和咖啡等。

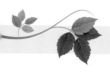

怎样预防肾石症？

🍀 **不要一次性大量食用富含草酸盐的食品** 如草莓、菠菜、花生和巧克力等。还应该多吃一些高纤维食物，以帮助降低尿液中钙的含量。

🍀 **减少富含咖啡因食物的摄入** 比如动物内脏等。其实我们平时吃的所有食物中都含有一定的咖啡因，人体在消化咖啡因的过程中，会产生尿酸，而当这种尿酸的浓度达到一定程度时，会抵消尿液中其他有助消除结石的物质。

🍀 **少吃动物类蛋白** 比如猪肉、牛肉等这些食物能使尿液更加酸性化，同时增加钙草酸盐凝固结晶的危险。但是少吃并不代表要彻底不吃,这样会不利于保持我们身体的能量以及肌肉的强健。在烹煮这些肉类时,可以加入扁豆、大豆或豌豆,同时还要注意少放盐,以免盐中的钠会增加尿液中的钙含量。

🍀 **多喝水**　也可以喝一些不含咖啡因的饮品,保持体内水的含量,远离肾结石困扰。

🍀 **少吃豆制品**　大豆食品含草酸盐和磷酸盐较高,能同肾脏中的钙融合,形成结石。

🍀 **睡前慎喝牛奶**　睡眠不好的人,睡前喝杯牛奶有助于睡眠。但在睡眠后,尿量减少、浓缩,尿中各种有形物质增加。而饮牛奶后 2~3 小时,正是钙通过肾脏排泄的高峰。钙通过肾脏在短时间内骤然增多,容易形成结石。因此肾结石患者,睡前就不应喝含钙高的牛奶。

🍀 **勿过量服用鱼肝油**　鱼肝油富含维生素 D,有促进肠膜对钙磷吸收的功能,骤然增加尿液中钙磷的排泄,势必产生沉淀,容易形成结石。

🍀 **多食黑木耳**　黑木耳中富含多种矿物质和微量元素,能对各种结石产生强烈的化肾结石的家庭治疗措施。

🍀 **合理补钙**　尤其要在饮食上补钙。肾结石患者往往"谈钙色变",错误地认为肾结石的元凶是钙,其实不然,肾结石患者也需要补钙。

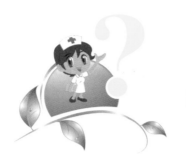

护肤即是护肾

据报道,一个8岁的小男孩,因运动后出汗而致背部小疖,未加注意后局部化脓。家长以为是小病,自行在家擦药,无明显好转。1个多月后,小孩出现眼睑水肿、血尿,医生诊断为肾小球肾炎,而孩子的肾病恰恰就是背上的那个小疖子引发皮肤感染所致。

皮肤病引起肾病的现象在我们身边并不少见,其原因主要是缺乏相应的医学常识,视皮肤病为不丢命的小病,遇上皮肤不适,自以为是地随意涂药,结果导致肾病。时有患者因皮肤疾患就医,才发现自己已出现严重肾功能不良,这才后悔错过了最佳治疗时机。

皮肤和肾不仅可以相互影响,及早诊治皮肤病,不仅可预防肾病,而且还可及早发现或诊治肾病,避免发生不可逆的致死性肾病。

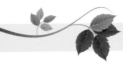 **那么，哪种类型的皮肤病容易殃及肾脏呢?**

🍀 **感染性皮肤病**　皮肤破溃或皮肤不注意清洁时容易引发皮肤局部感染,如疖痈、脓疱疮等。病原体可作为抗原刺激机体产生抗体,抗原抗体在肾脏沉积引起肾脏免疫性破坏。当然,如果细菌、病毒等病原体入血,也可直接引起肾脏化脓性病变。预防此类疾病平时要注意保持皮肤清洁,如果已确诊皮肤感染,需积极应用抗生素。

🍀 **瘙痒性皮肤病**　如湿疹、荨麻疹、虫咬皮炎等,发生此类疾病后,患者常因剧烈瘙痒而抓挠,如果有皮肤破溃,可引发病原体侵入体内,造成肾脏损害。预防此类疾病应注意,发生瘙痒性皮炎时可外用止痒药物,注意个人卫生,避免搔抓。

🍀 **免疫性疾病**　如过敏性紫癜、系统性红斑狼疮等。严格来说,皮肤病变及肾脏损害属于这类疾病的不同表现,为同一病理过程,不存在前者导致后者的逻辑关系。但因为这些疾病往往皮肤损害先于肾脏损害出现,所以首诊科室常常是皮肤科,预防此类疾病要注意,出现皮肤病变时及时就医,全面系统检查,确诊后积极用药,往往可避免或减轻肾脏损害的发生。

　　综合考虑上述因素,可以说"护肤即是护肾",平时要注意个人和环境卫生,保持皮肤干燥清洁,注意不要过多地使用碱性肥皂,以免降低皮肤对外界刺激的保护作用。积极治疗瘙痒性皮肤病,避免搔抓、热水烫、盐水洗,瘙痒剧烈时可采取用手轻轻拍打、冷敷的方法止痒。值得注意的是,皮肤病患者用过的衣物、毛巾、玩具等应及时电熨、煮沸、暴晒或用消毒液消毒。婴幼儿、年老体弱患者应及时到医院诊治,以免病情加重。

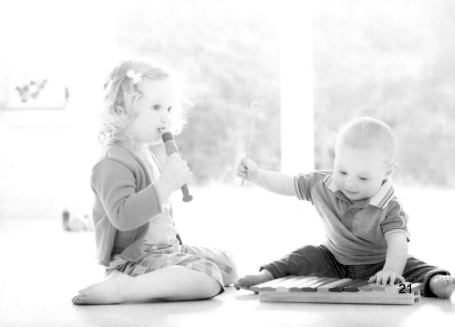

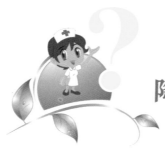

降压药治疗肾病

　　蛋白尿是肾脏疾病的典型临床表现,很多慢性肾病的患儿临床多伴有蛋白尿,但是他们的血压是正常的,我们却让某些孩子服用降压药,不少患儿家长对此疑惑不解:孩子的血压是正常的,为什么用降压药物呢?

　　通常我们给患儿服用的降压药是 ACEI 制剂,如卡托普利、贝那普利、培哚普利等;或 ARB 制剂,如氯沙坦、厄贝沙坦、缬沙坦、坎地沙坦等。这类药物属于 RAAS 阻断剂,除了降压作用外,也能减少蛋白尿,对肾脏具有一定的保护作用,其对肾脏的保护作用如下:

　　● 明显扩张肾小球出球动脉,减轻肾小球内压力,减少肾小球毛细血管对蛋白尿的通透性从而减轻蛋白尿。

　　● 还可以阻断肾脏细胞纤维增生及细胞肥大增生,

减少细胞外基质沉积,抑制间质炎症细胞的反应。

● 还有抗氧化作用。

● 同时还有抑制交感神经活性、抑制内皮素、改善糖脂肪代谢紊乱等作用。

所以,让患儿服用 ACEI 或 ARB 制剂主要是通过以上几个方面的作用来降低蛋白尿,保护肾功能,延缓肾衰竭的进展。即使患儿的血压正常,也可以应用此类药物减少蛋白尿,但是,需要注意平时起床或坐起要动作缓慢,防止出现体位性低血压,另外,如果服用后有明显的头晕、头昏症状,测血压低于正常血压下限值时,可考虑减量或停用。

还需要说明的是,ACEI 或 ARB 此类降压药一定要在医生的指导下服用,并注意观察肾小球滤过率、血钾的变化,随时调整用药剂量。

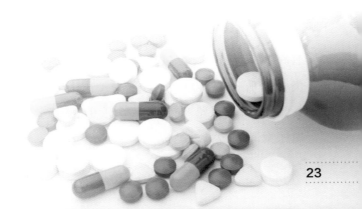

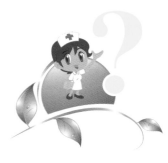

关于急性肾炎的一般常识

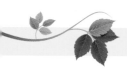

急性肾炎是怎么回事?

急性肾炎在儿童期,多数是某些溶血链球菌进入人体后引起抗原抗体免疫反应导致肾脏损害。肾脏病变的主要部位是肾小球。正常人两个肾脏各有100万个肾小球,在急性肾炎时几乎80%以上肾小球受到影响,结果临床上就出现尿量减少、水肿、血尿和高血压。有些患儿可以表现得相当轻,仅有轻度眼皮水肿,尿中少量蛋白和红细胞。

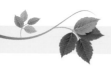

肾炎与肾病是同一种病吗?

这是两种不同的肾脏疾病,肾病综合征多发于学龄前儿童,主要表现为"三高一低";急性肾小球肾炎多发于学龄儿童,临床表现为有前驱感染史如呼吸道感染或皮肤感染、水肿、血尿、高血压等,愈后较好。

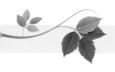

急性肾炎饮食需注意什么?

🍀 **限水**　一般肾炎不必限制饮水,有水肿的病人,不必喝太多水。水肿严重,严重少尿或循环充血者,限制水入量,则要限水;急性肾功能衰竭的病人更应严格限水,千万不要以为尿少是水不够,而用多喝水的办法来补充。

🍀 **限盐**　急性肾炎起病初要戒盐,严重病例钠盐限制于60~120mg/kg。一般说一克盐可留滞 120ml 水,这样就会加重水肿与高血压。盐对肾炎并无影响,吃盐并不会加重肾脏病变,故当肾功能逐渐恢复,尿量增多时,就可解除戒盐。长期戒盐食物淡而无味,会影响孩子食欲,从而造成营养不良,重者造成低钠血症。在戒盐期间能否用代盐,或"碱秋石"? 原则是不必要的:代盐或"碱秋石"实属钾盐,在急性肾炎起病初期,有肾功能不全时,往往已有高钾血症,食用钾盐,无疑是雪上加霜,加重高钾血症。

🍀 **限蛋白** 急性肾炎起病初不宜吃过多的含蛋白质食物,包括肉类、蛋类和含植物蛋白较高的豆类等,吃多了会加重代谢废物在血里堆积,引起氮质血症。氮质血症者,限制蛋白质入量每日 0.5g/kg,但临床减轻如利尿消肿、化验血中尿素氮(BUN)恢复正常,即可采用正常饮食。民间传说戒蛋白百日是毫无根据的,长期低蛋白不利于孩子生长发育。

🍀 **水果** 一般急性肾炎不必戒水果,对病情较重的病人,也不提倡吃太多水果,这是由于肾功能不好,排钾能力有限,而水果中含钾较高,若原已存在高血钾,那就十分危险了。在肾功能衰竭伴高血钾的病人,必须暂时戒富含钾食物水果,如番薯、土豆、笋、香菇、白菜、榨菜、豆类、花生和核桃等,到了恢复期吃水果则有益病人康复。

第二章

感染与肾病

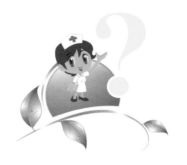

呼吸道疾病
与小儿肾病
综合征的关系

　　小儿肾病综合征(NS)是一种常见的儿科肾脏疾病,很多肾病综合征患儿初发病时均有诱发因素,如感染性疾病,细菌或病毒是常见感染性疾病的致病原因,对于这些疾病,一般通过使用抗菌药物或抗病毒药物治疗后能够痊愈。但如果这些疾病治疗不及时或不彻底,细菌就有可能从原发病部位侵袭到肾脏,最终导致肾病综合征。

　　小儿呼吸系统的解剖生理特点与小儿时期易患呼吸道疾病密切相关。常见的婴幼儿上呼吸道病疾病包括以下几个方面:

🍀**鼻**　婴幼儿鼻腔相对狭窄,位置较低,鼻黏膜柔嫩并富于血管,感染时黏膜肿胀,易造成堵塞,导致呼吸困难或张口呼吸。

✿ **鼻窦** 新生儿上颌窦和筛窦极小,2岁以后迅速增大,至12岁才充分发育。额窦2~3岁开始出现,12~13岁时才发育,蝶窦3岁时才与鼻腔相通,6岁时很快增大。由于鼻窦黏膜与鼻腔黏膜相连续,鼻窦口相对大,故急性鼻炎常累及鼻窦,易发生鼻窦炎。

✿ **鼻泪管和咽鼓管** 婴幼儿鼻泪管短,开口接近于内眦部,且瓣膜发育不全,故鼻腔感染常易侵入结膜引起炎症。婴儿咽鼓管较宽,且直而短,呈水平位,故鼻咽炎时易致中耳炎。

✿ **咽部** 咽部较狭窄且垂直;扁桃体包括咽及腭扁桃体,前者6个月已发育,后者1岁末才逐渐增大,4~10岁发育达高峰,14~15岁则渐退化,故扁桃体炎常见于年长儿,婴儿则少见。

呼吸道感染是最为常见的可能导致肾病综合征的感染性疾病,由于发病部位主要为肺部,肺部的血管及血液循环极为丰富,细菌可以很轻易地通过肺部血管进入血液,随血液循环到达肾脏,在肾脏内繁殖引发肾的病变。

常见的婴幼儿的下呼吸道感染疾病总结如下：

🍀 **气管、支气管** 婴幼儿的气管、支气管较成人短且较狭窄，黏膜柔嫩，血管丰富，软骨柔软，因缺乏弹力组织而支撑作用差，因黏液腺分泌不足而气道较干燥，因纤毛运动较差而清除能力差。故婴幼儿容易发生呼吸道感染，而一旦感染易发生充血、水肿导致呼吸道阻塞。左支气管细长，由气管向侧方伸出，而右支气管短而粗，为气管直接延伸，故异物很容易进入右支气管。

🍀 **肺** 肺泡数量较少；弹力纤维发育较差，血管丰富，间质发育旺盛，致肺含血量多而含气量少，易于感染。感染时易致黏液阻塞，引起间质炎症、肺气肿和肺不张等。

🍀 **胸廓** 婴幼儿胸廓较短，前后径相对较长，呈桶状；肋骨呈水平位，膈肌位置较高，胸腔小而肺脏相对较大；呼吸肌发育差。因此，呼吸时，肺不能充分地扩张、通气和换气，易致缺氧和二氧化碳潴留而出现发绀。小儿纵隔体积相对较大，周围组织松软，在胸腔积液或气胸时易致纵隔移位。

🍀 **呼吸道感染** 呼吸道感染与小儿肾病综合征关系密切。由于肾脏病患者免疫功能低下，自身抵抗力减退，致使其他病毒、细菌等微生物入侵，引起继发性感染，进一步削弱病人的抗病能力，这也是临床肾病患儿易复发、难治愈的原因之一,常会使已基本康复的患者和撤减激素的患者病情加重,反复发作,就容易形成激素撤减综合征,通过抗原 - 抗体反应(细菌和病毒都可作为抗原)而引起免疫复合物性肾炎,使病情加重。对肾功能不全患者,甚至有可能导致肾衰。

🍀　**喉**　以环状软骨下缘为标志;喉部呈漏斗形,喉腔较窄,声门狭小,软骨柔软,黏膜柔嫩而富有血管及淋巴组织,故轻微炎症即可引起声音嘶哑和呼吸困难。

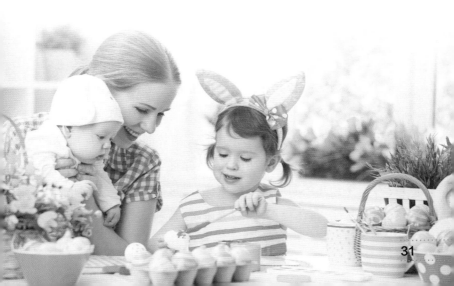

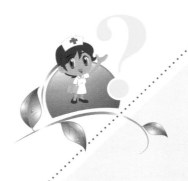

尿路感染
与小儿肾病
综合征的关系

尿路感染是细菌、病毒直接感染尿路所导致的,如果炎症控制不佳,会发生逆行感染,也就是感染由泌尿系下端向上端扩散,当波及肾脏组织时,导致肾病炎症性改变,可发展为肾病综合征,而反复感染可形成肾瘢痕,严重者可致继发性高血压和慢性肾功能衰竭。

因年龄和尿路感染部位不同而异,主要有三种表现形式:即肾盂肾炎、膀胱炎和无症状性菌尿。

🍀 **肾盂肾炎** 婴幼儿占多数,以全身感染中毒症状为主要表现,常有 38.5℃以上的发热,高热时可有惊厥或寒战,同时还有全身不适、精神萎靡、面色苍黄,呕吐、恶心、轻泻。年长儿述胁肋部痛或腰痛,肾区叩击痛。新生儿表现如败血症,有体重下降、喂养困难、黄疸、激惹、发热或体温不升。

🍀 **膀胱炎** 大多为年长女孩,有尿频、尿急、排尿困难、排尿不尽、下腹不适、耻骨上区疼痛、尿失禁的症状,有时尿恶臭,有外阴部湿疹。膀胱炎一般不引起发热。

🍀 **无症状性菌尿** 无症状性菌尿指小儿尿培养阳性,而无任何感染的临床症状。几乎全是女孩,但若不治疗可能发展为有症状的尿路感染。

尿路感染以婴幼儿发病率最高,对于因感染而导致的肾脏炎症性改变,都有可能导致肾病综合征的发生,不仅影响激素的疗效,往往又是肾病复发或反复的诱因之一。因此,对于感染性疾病应该进行积极治疗,这样才能有效地预防肾病综合征的产生。

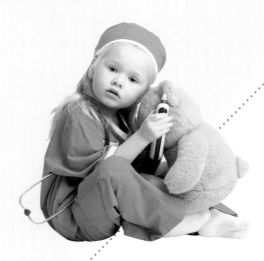

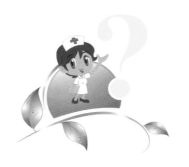

皮肤感染与
小儿肾病
的关系

　　小孩子爱打闹,不注意便会划破皮肤,如果再不加注意就可能会引发感染。这是生活中常见的现象,也很少有人重视起来,认为稍微包扎一下就可以了,但是殊不知经常性的皮肤感染可能会引发急性肾炎的发生。

　　肾炎通俗来讲就是肾脏的炎症,是肾小球肾炎的简称,是对链球菌感染的免疫性疾病,肾小球肾炎是临床中最常见的肾病。儿童急性肾炎是在儿童中常见的一种疾病,发病率较高,尤其是皮肤化脓性感染,都易继发肾脏免疫损伤,出现急性肾炎。

　　皮肤和肾不仅可以相互影响,因皮肤病而致的肾病,这类皮肤病主要是脓皮病、皮肤外伤及瘙痒性皮肤病,包括脓疱疮、毛囊炎、疖、湿疹、丘疹性荨麻疹、虫咬皮炎、足癣等疾病。当机体抵抗力降低,如搔抓后皮肤破溃,金黄色葡萄球菌、链球菌等化脓性球菌就乘虚而入,若不及时治疗,化脓球菌易侵犯肾脏,引起肾小球肾炎。

儿童急性肾炎多发于学龄前儿童,3 岁以上的儿童尤其多见,一般在皮肤感染 2~3 周后易出现小儿肾炎。由于其种种表现不疼不痒,家长如果不细心观察孩子的变化,就有可能耽误病情。一般来说,急性肾炎在发病前常有急性扁桃体炎、皮肤脓疱病等先驱感染。

肾脏的功能是不断过滤和排出人体的废物。如果肾脏不能正常清除这些废物,就产生了血尿和蛋白尿。但是如果处理得当,95% 以上的急性肾炎是可以有效治疗的,但预防尤为重要。所以,家长要细心,切不可粗心大意,耽误了孩子的病情,错过最佳治疗时机。

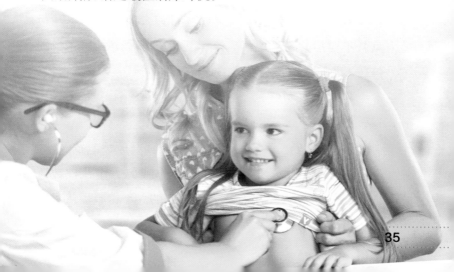

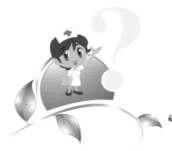

肾病常识
"有问必答"精选

🍀 提问:肾脏病患者服用激素治疗时出现发胖怎么办?

回答:病人在使用激素治疗时,剂量比较大、时间比较长的时候,是会出现发胖现象,术语为"满月脸",这是激素的一个副作用,它把人体的脂肪重新分布,从四肢动员到脸部、胸部、颈部堆积,就看到人很胖了。患儿与家长不要担心,经过治疗,患者逐步康复后,激素需减量到停药,"满月脸"是会恢复的。

🍀 提问:哪种中药对肾脏是有害的?

回答:在肾脏病领域,有一种病叫作马兜铃酸肾病,就是有一些中药比如青木香、马兜铃等中药(有十几种含有马兜铃酸的中药),是肯定对肾脏有害的。不管服用量多少与时间多长,不分体质,任何人都会造成肾脏的损伤,而且这种马兜铃酸肾病绝大多数是不可逆转的,一旦造成损害没有办法恢复,这是一个非常严重的问题,需引起医生与患者的注意。

提问:肾脏病患者自行减药有什么害处?

回答:部分患者认为激素有副作用,在接受治疗的时候不按医生要求用药,例如有患者悄悄地自行减量或只吃一点或直接停用,没有等到药物发挥疗效,最后影响病情的康复,有可能发展成尿毒症。

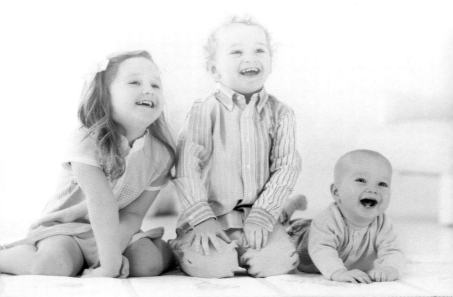

提问:怎样判断肾功能的好坏?

回答:一般说来,肾功能好的人,精神好、脚步轻快、睡眠好、耳聪目明。相反,肾功能差的人,容易头昏眼花和疲劳,腰腿软,眼圈发黑,在规律的日常生活情况下,昼夜尿量颠倒,即夜间尿量多于白天尿量,或者出现尿量异常增多。

 【提醒】

小儿尿量个体差异较大,新生儿生后48小时正常尿量一般每小时为1~3ml/kg,2天内平均尿量为30~60ml/天,3~10天为100~300ml/天,10天~2个月为250~400ml/天,婴儿为400~500ml/天,幼儿为500~600ml/天,学龄前期为600~800ml/天,学龄期为800~1400ml/天。

正常每日尿量(ml)=(年龄-1)×100+400

少尿与无尿的诊断:新生儿每小时<1.0ml/kg为少尿,每小时<0.5ml/kg为无尿。学龄儿童每日排尿量少于400ml/m^2,学龄前儿童少于300ml/m^2,婴幼儿少于200ml/m^{2}时为少尿;每日尿量少于50ml/m^{2}为无尿。

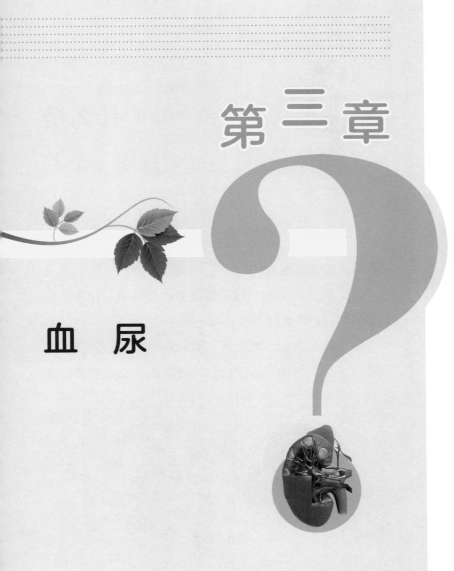

第三章

血尿

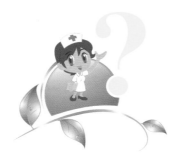

什么是
儿童血尿

🍀 **什么是儿童血尿?**

血尿是指尿中有超过正常数量的红细胞。血尿包括镜下血尿和肉眼血尿。

镜下血尿是指尿色正常,须经显微镜检查方能确定,离心沉淀尿每高倍视野下的红细胞计数≥3,或非离心尿

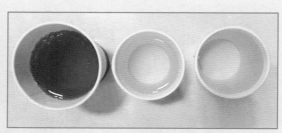

图3 血尿

液每高倍视野下的红细胞计数≥1或尿沉渣计数每毫升超过8000个或1小时尿红细胞计数超过10万,或12小时尿红细胞计数超过50万。

肉眼血尿是指尿呈洗肉水色或血色,肉眼即可见的血尿。血尿是儿科常见症状,常提示泌尿系疾患,临床上需进行定性和定位分析其病因,以指导治疗。

❧ **儿童血尿发病情况如何?**

国外调查发现儿童血尿发生率男0.1%,女0.7%,我国在1982年调查结果为2.63%,现在有增加趋势,儿童尿液筛查统一采用目测三联试纸(尿蛋白、潜血、亚硝酸盐)和单联试纸条,结果表明无症状镜下血尿阳性率为0.42%。

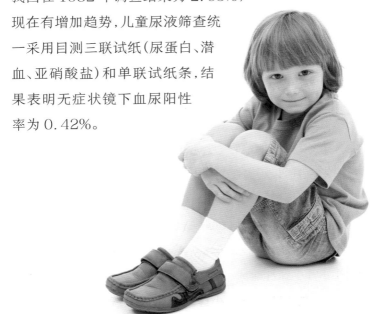

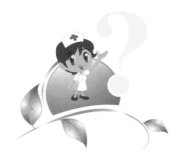

儿童血尿
有哪些原因

98%的儿童血尿是由泌尿系统疾病引起(包括器质性和功能性改变),2%的血尿是由全身性疾病或泌尿系统邻近器官病变所致。分为肾小球性血尿及非肾小球性血尿两大类。

🍀 **肾小球性血尿**　指血尿来源于肾小球,见于:①原发性肾小球疾病,如急性、迁延性、慢性、急进性肾小球肾炎,肾病综合征,IgA肾病等;②继发性肾小球疾病,如狼疮性肾炎、紫癜性肾炎、乙型肝炎相关性肾炎等;③遗传性肾小球疾病,如遗传性肾病(Alport综合征)、薄基底膜肾病(家族性良性血尿);④剧烈运动后一过性血尿。

🍀 **非肾小球性血尿**

● **血尿来源于肾小球以下泌尿系统**:①泌尿道急性

或慢性感染;②肾盂、输尿管、膀胱结石;③结核;④特发性高钙尿症;⑤左肾静脉压迫综合征(或胡桃夹现象);⑥先天性尿路畸形,如肾囊肿、双输尿管畸形、膀胱憩室;⑦先天性肾血管畸形,如动静脉瘘、血管瘤;⑧药物所致肾及膀胱损伤,如环磷酰胺、吲哚美辛、甘露醇、磺胺、庆大霉素;⑨肿瘤、外伤及异物;⑩肾静脉血栓。

● **全身性疾病引起的出血:**如血小板减少性紫癜、白血病、再生障碍性贫血、血友病。

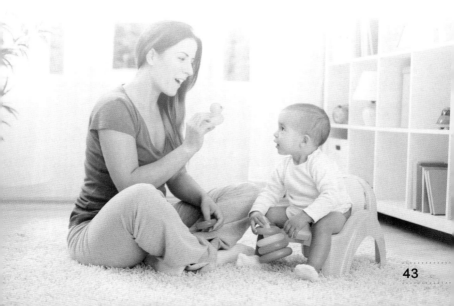

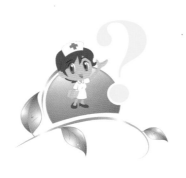

儿童血尿
什么时候需做
肾活检

🍀 离心尿红细胞数每高倍镜视野下在 10 个以上(2 周内查 3 次,至少 2 次在 10 个以上)的患儿。

🍀 对有小年龄(特别是小于 1 岁)或有家族史血尿的患者,同时持续性或间断性半年以上仍未能明确诊断者。

🍀 持续肉眼血尿 >1 个月或对于持续性肾小球性血尿伴有蛋白尿、伴高血压及氮质血症或急性肾损伤、伴持续低补体血症者可考虑肾活检。

肾活检的目的是明确诊断、调整治疗与判定预后。

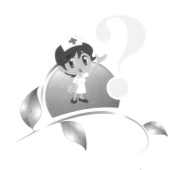

儿童血尿
如何治疗

　　血尿病因复杂,尽早到医院检查并明确诊断,而后根据不同的病因进行相应的治疗。

　　如为非肾小球性血尿,如尿路感染需抗感染治疗等;如为肾小球性血尿,在临床上表现为单纯性血尿、镜下血尿不超过 6 个月、不伴有蛋白尿,无需特殊治疗;持续镜下血尿超过 6 个月,可考虑 ACEI 或 ARB 治疗或无肾损害的中成药(如南京军区南京总医院自行研制的儿肾 1 号,经过几十年的临床使用有独特的疗效且无副作用);在药物治疗过程中慎用导致血尿的药物;病情重者考虑使用免疫抑制剂等。

　　总之,发现血尿,及早检查、明确诊断、根据不同的病因进行相应的治疗,无需特殊治疗的患者需定期复查,病情加重时需到儿童肾病专科进行治疗。

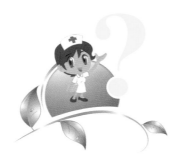

真假血尿

很多家长会问，"尿色发红是不是就是血尿？"，答案是否定的，今天就为大家揭开"假血尿"的面纱。

大家都知道，正常新鲜尿液为透明、无色或淡黄色的液体，这是由尿色素及少量的尿胆素和尿胆红素决定的。但是使尿色发红的原因，除了血尿外，还有许多其他的原因，如：

● 某些食物，像甜菜、辣椒、番茄及含有人造色素的食品等，可使尿液呈现红色，而尿常规检查无异常。

● 某些药物，如利福平、苯妥英钠等，也可以导致尿色发红，同时尿常规检查无异常。

因此尿色发红，不一定就是血尿，要注意排除可能的影响因素。排除上述因素后，遇到血尿时，则应引起足够重视！

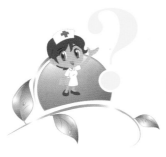

警惕小儿血尿

小儿血尿的原因有以下几种：

🍀 **炎症、畸形、结石、外伤及肿瘤** 炎症、畸形、结石、外伤及肿瘤均可引起血尿。血尿可分为肾小球性血尿和非肾小球性血尿。

🍀 **全身出血性疾病** 血尿是全身出血性疾病表现之一。

🍀 **邻近器官** 阑尾或结肠疾病。

🍀 **功能性** 剧烈运动后、肾下垂。

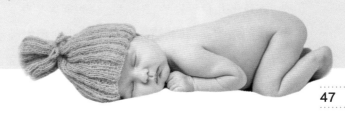

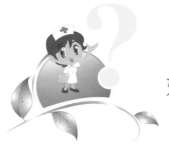

如何观察与护理
血尿患儿

● 心理护理,解释并安慰患儿,消除恐惧,使其积极配合检查与治疗。

● 嘱患儿多饮水,少吃刺激性食物,如辣椒、蒜等,进食高热量、流质食物。明确为肾炎引起的血尿患儿,饮食中适当减少蛋白质摄入量,蛋白质摄入过多,会增加肾负担。

● 血尿严重时应卧床休息,剧烈运动会使血尿加重。

● 注意预防呼吸道感染,及时彻底治疗扁桃体炎、淋巴结炎。

● 注意观察患儿的病情变化,如面色、血尿等。

● 注意患儿有无发热、尿量变化、腰痛等症状。

● 病因未明确前,应避免盲目使用止血药物等治疗,只有配合检查明确血尿病因,才能有效治疗患儿血尿。

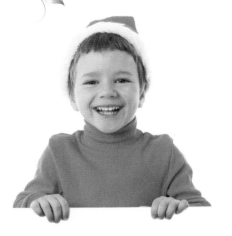

左肾静脉受压

　　胡桃夹现象,又被称为左肾静脉压迫综合征,好发于青春期至 40 岁左右的男性,儿童发病阶段分布于 4~7 岁,多发年龄为 13~16 岁。是指左肾静脉在腹主动脉和肠系膜上动脉之间受挤压,从而出现血尿、蛋白尿、腹痛或精索静脉曲张。此为一种特殊的生理现象。

　　在儿童,由于正处于青春发育期,随着脊柱的生长,腹主动脉和肠系膜上动脉之间的夹角会较以往小,因此对左肾静脉的压迫亦增加,从而会出现血尿、蛋白尿。

其血尿产生的原因是由于左肾静脉内血液回流受阻,引起肾静脉高压,瘀血的静脉系统与尿的收集系统发生交通,即可引起血尿。此种血尿可以表现为肉眼血尿,亦可表现为镜下血尿,程度轻重不一,多伴有程度不等的腹痛,且血尿随着活动的增加会加重,静卧后或少活动后会减轻。血尿可以反复发作。

同时有的小儿会出现蛋白尿,是因为当患儿采取直立姿势时脊柱前突,压迫并干扰了肾循环致肾静脉压升高产生肾瘀血,使肾小球对蛋白的滤过增加,并超过肾小管的重吸收能力而产生蛋白尿。

本现象多见于青春期的儿童,由于其生长发育有一个过程,故其血尿、蛋白尿可以持续较长一段时间,因此,让家长非常担忧,尤其是身材瘦长的儿童更易出现此现象,若要确定是否是胡桃夹现象,需到医院做超声或 CTV 检查。

目前,对于不伴症状的有血尿或蛋白尿的儿童,无特殊治疗,需要长期随诊,一般,随着患儿年龄的增长,肠系膜上动脉与腹主动脉之间的夹角有脂肪及结缔组织的增加或侧支循环的建立,瘀血状态得以改善,而症状缓解。对于有大量的血尿及严重的疼痛的患者,宜采用手术治疗。

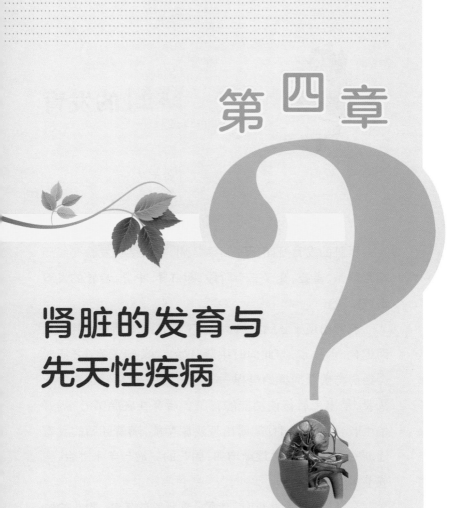

第四章

肾脏的发育与
先天性疾病

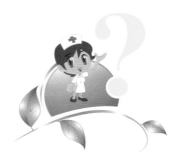

肾脏的发育

　　肾脏的发育开始于胚胎第3周,它的结构发育要经历相互联系、重叠、交叉三个阶段,即前肾、中肾、后肾的发育形成阶段。

　　前肾出现于胚胎第3周,到了第5周就通过细胞凋亡而退化、消失了,与此同时中肾开始发育,到了第12周时会经历与前肾同样的过程——退化、消失。后肾也称为永久肾,是出生后行使功能的肾脏。后肾在胚胎第5周开始生长、发育;第10周时出现泌尿功能,随着胚胎的发育逐渐完善,尿量随之逐渐增加,胎儿的尿液与羊水混合,构成羊水的来源之一。

　　在胚胎期,胎盘暂时"代管"着肾脏的工作,胎儿的肾脏不承担排泄废物、维持体内环境稳定的功能,此时即使肾脏有严重的结构和功能缺陷,胎儿仍可以正常生长发育。出生后,这一功能迅速转移给肾脏,肾脏功能迅速成熟,以适应宫外生活及各种应激变化的需要。

肾单位是组成肾脏功能和结构的基本单位,由肾小球和肾小管组成。足月新生儿每个肾脏约有 100 万个肾单位,肾单位的胚胎发育在 34~36 周完成,但其内部结构、功能的完善与成熟还需要相当长一段时间。

宝宝出生时,肾小球的平均直径只有成人的1/3~1/2,肾小管平均长度相当于成人的 1/10。这种结构上的差异约在宝宝出生后 12~14 个月消失,因此肾脏的各种生理功能大约在宝宝 1 岁至 1 岁半后才达到成人水平。

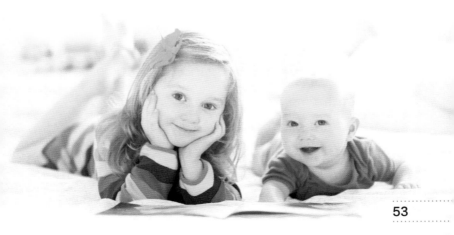

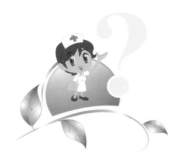

多囊性肾发育不良

多囊性肾发育不良（multiple cystic hypoplastic）是一种常见的完全性肾发育不良,多为单侧病变(14%~20% 为双侧性),患肾失去正常形态,被不规则的大小囊肿所代替,肾脏功能丧失并常伴有输尿管梗阻,是新生儿腹部包块最常见的原因之一(图 4)。

🍀 **多囊肾的症状:**

● **肾肿大:**两侧肾病变进展不对称,大小有差异,至晚期两肾可占满整个腹腔,肾表面布有很多囊肿,使肾形不规则,凹凸不平,质地较硬。

● **肾区疼痛:**此为其重要症状,常为腰背部压迫感或钝痛,也有剧痛,有时为腹痛。疼痛可因体力活动、行走时间过长、久坐等而加剧,卧床后可减轻。

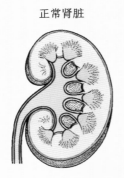
正常肾脏

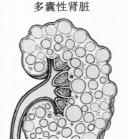
多囊性肾脏

图 4 正常肾脏和多囊性肾脏发育不良

● **血尿**:约半数病人呈镜下血尿,可有发作性肉眼血尿,此系囊肿壁血管破裂所致。出血多时血凝块通过输尿管可引起绞痛。

● **高血压**。

● **肾功能不全**:本病迟早要发生肾功能不全,个别病例在青少年期即出现肾衰竭,一般 40 岁之前很少有肾功能减退,70 岁时约半数仍保持肾功能,但高血压者发展到肾衰竭的过程大大缩短,也有个别患者 80 岁仍能保持肾脏功能。

● **多囊肝**:中年发现约半数有多囊肝,60 岁以后约70%。一般认为其发展较慢,且较多囊肾晚 10 年左右。

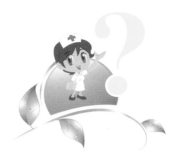

先天梗阻性
肾发育不良

　　先天梗阻性肾发育不良在解剖位置上常发生于输尿管和膀胱的连接处,先天性后尿道瓣膜是婴幼儿泌尿系统梗阻的重要原因。先天梗阻性肾的组织学特征与多囊性肾发育不良相似,包括肾单位各段如肾小球的囊性转化、间质膨大且结构破坏、髓质和直小血管显著发育不全、发生管周围纤维肌环、多种形式的肾小球和发育的肾单位各段。与多囊性肾发育不良一样,先天梗阻性肾表现为一系列疾病,其程度与胚胎期尿流阻塞发生的时间有关。

　　✿ **疼痛** 是梗阻性肾病常见的症状。开始常为隐痛,以后转为持续性疼痛,逐渐增强,一般在发作几个小时内即缓解。间歇性肾积水,肾绞痛可突然发生,伴有恶心呕吐,尿量减少,但数小时内排出大量尿液,疼痛消失。

✿ **肿物** 亦为肾梗阻性疾病常见的症状。新生儿腹部肿物最常见的是肾积水,巨大肾积水时常因发现腹部肿块而就诊,并无其他症状。

✿ **排尿困难和尿量改变** 在膀胱以下的梗阻排尿困难比较明显,常有排尿费力,尿线细、间断,排尿后滴尿,夜尿增多等症状。亦可出现尿频、尿急、尿潴留、尿失禁。泌尿系统长时间梗阻,病人可有肾功能损害,表现为夜尿增多、烦渴、多尿等。尿量时多时少亦为泌尿系梗阻疾病的特点,特别是在输尿管梗阻时多见。

✿ **感染** 可以是梗阻性肾病唯一的表现,梗阻病变可能是泌尿系反复感染和难以治愈的原因,而感染又可加剧梗阻性肾病时的肾损害。

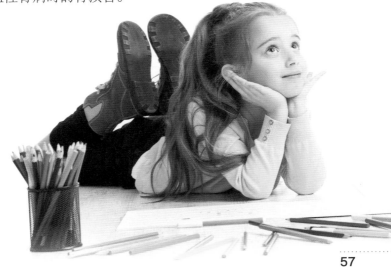

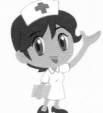

儿童肾病
知多少

第五章

过敏性紫癜

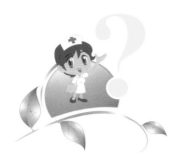

过敏性紫癜
知多少

过敏性紫癜的症状多种多样，多数患者以皮肤紫癜为首发症状。长在身体外露部分的皮疹，很容易被发现。而像长在臀部等隐蔽部位的皮疹，则不容易被发现，常容易漏诊。这种皮疹很有特色，它通常是高出皮肤表面，压之不褪色的红色丘疹。

另外，过敏性紫癜还可以出现其他症状，如腹痛、关节痛、蛋白尿等。据统计，2/3 的过敏性紫癜儿童患者都可出现腹痛，多为脐周疼痛。严重者腹痛剧烈，出现恶心、呕吐、便血，处理不及时可并发肠套叠、肠穿孔等。约半数患儿可伴有关节肿痛，以膝、踝、肘、腕等关节受累多见，可并发关节腔积液。但关节肿痛一般数日内可自行缓解，不留后遗症。大部分患儿在起病 3 个月内出现肾脏损害，少数患儿以肾炎为首发症状,表现为蛋白尿、血尿和管型。

以皮肤症状为主,称"过敏性紫癜(皮肤型)";以胃肠道症状为主,称"过敏性紫癜(腹型)";以关节症状为主,称"过敏性紫癜(关节型)";以肾脏症状为主,称"过敏性紫癜(肾型)",通常称紫癜性肾炎。除此之外,过敏性紫癜偶尔会引起颅内出血、鼻出血、牙龈出血、咯血等,甚至导致心肌炎、心包炎、喉头水肿、哮喘、肺出血等(图5)。

目前,本病以综合治疗为主。急性期注意休息,寻找并避免过敏源(如鱼、虾、蟹、蛋、奶等),积极清除可能存在

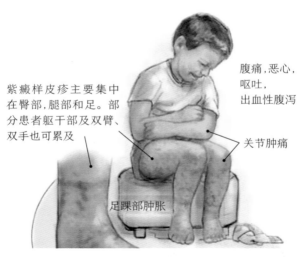

紫癜样皮疹主要集中在臀部、腿部和足。部分患者躯干部及双臂、双手也可累及

腹痛,恶心,呕吐,出血性腹泻

关节肿痛

足踝部肿胀

图5 过敏性紫癜症状

的病灶,控制感染,比如有支原体感染的,要尽早控制。根据不同的临床表现和病情的轻重,在专科医生的指导下配合药物治疗。

　　过敏性紫癜仅有皮肤改变者,大多恢复比较好,但约有 1/3 病例有复发倾向。远期恢复情况主要与肾脏是否受累及受累程度有关。过敏性紫癜肾炎虽然大多数预后良好,但迁延不愈,发展成肾功能不全的也为数不少。由于过敏性紫癜肾炎有可能带来严重晚期后遗症,应引起高度重视。过敏性紫癜除关注皮疹外,即使没有尿变红、无泡沫尿等症状时,也需要进行肾损害指标的监测,南京军区南京总医院已开展更早期、更敏感的肾损伤指标,可以提前发现肾脏是否受到伤害!

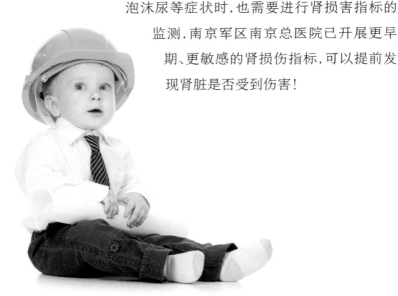

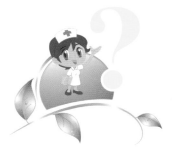

过敏性紫癜
"问与答"

✿ 提问:有的孩子身上出现红点后被诊断为过敏性紫癜,而有的却不是。那么,什么样的红点才是过敏性紫癜?有何特异性?

回答:过敏性紫癜的临床特点就是皮疹,典型的特点是高出平面,双下肢对称,有经验的医生一眼就能看出来。但是,对于不太典型的皮疹或起病不规律的皮疹,就要特别小心。有些皮疹不一定在双下肢,比如发际、耳后、面部、上肢或躯干。这种不典型情况,往往就容易误诊或漏诊。因此,家长一旦发现小孩出现皮疹,一定要找儿科医生明确诊断;如果普通儿科医生诊断有困难的话,一定要找专科医生进行鉴别。

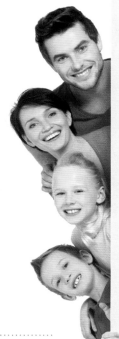

🍀 提问：有的孩子最开始并不是皮疹，但却诊断成了过敏性紫癜，这是怎么回事呢？有哪些情况，首发症状不是皮疹，但却是过敏性紫癜？

回答：目前，这种情况也不少见。过敏性紫癜分为几种类型，比较常见的是皮肤型，此外还有关节型、腹型、肾型、混合型等不典型类型。对于不典型的情况，要特别注意谨防误诊。例如，有的孩子最开始没有表现出皮肤症状，仅仅是腹痛、呕吐、血便，往往就可能被误诊成消化道疾病，如胃肠炎或消化道出血，这种情况就非常危险。

同时，还有以关节为首发症状的情况，被误诊为关节炎。但这种情况，往往不会造成非常严重的后果，患者到专科医生那里后，还是能得到正确的治疗。

此外，还有患者出现过胰腺炎，脑部、心脏的病变。

因为过敏性紫癜的本质是全身的小血管炎，而人体的小血管围绕地球可以转3圈，因此，机体的哪个地方涉及血管，就有可能发生炎症。

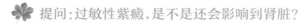 提问:过敏性紫癜,是不是还会影响到肾脏?

回答:过敏性紫癜最大的问题是对肾脏的损害,因为这个病本质上是全身的免疫性血管炎,而肾脏 80% 是由小血管组成,因此最常侵犯的器官是肾脏。

但是,过敏性紫癜,最初往往表现是皮肤、消化道、关节等症状,并不是血尿、蛋白尿、高血压等肾脏症状。一般 2~4 周之后,才会出现肾脏症状。

但需要强调一点的是,肾脏出现损害后,有些孩子的尿检查有问题,有的孩子仍然查不到,但肾活检往往是异常的。所以,家长们要注意,即使孩子查小便之后没有发现问题,也不能说明孩子的肾脏一定没有问题。

提问:确诊小儿过敏性紫癜,需要做哪些检查?

回答:首先,抽血检查免疫系统的指标,如 T 细胞亚群、B 细胞亚群、免疫球蛋白与过敏原检测。再次,尿常规、肾小管功能与 24 小时尿蛋白定量等检测,观察有无肾功能损害。

提问:过敏性紫癜如何治疗?

回答:目前,伴随着对过敏性紫癜发病机制研究的深入,总体认为,过敏性紫癜是自身免疫引起的血管炎性疾病。一般而言,我们会应用中西医结合的方式调节免疫功能,也会进行抗过敏治疗包括南京总医院儿童肾脏诊疗中心自行研制的抗敏颗粒等;同时进行相应的对症治疗。

❀ 提问:过敏性紫癜的治疗是不是一定会用激素?

回答:单纯的过敏性紫癜一般不用糖皮质激素,但有伴随症状如腹痛、便血、关节痛与反复皮疹症状很难得到控制时需考虑短期使用糖皮质激素;有严重肾损害时需中长期使用激素,如尿蛋白超过 3+ 或肾病综合征型。

❀ 提问:过敏性紫癜会引起肾脏损害,针对肾功能损害该如何治疗?

回答:过敏性紫癜的肾脏损害发生率,每个国家报道的都不一样,但总体比较高。针对肾脏损害,最好的就是早期发现和早期治疗,避免向坏的方向发展。同时,在整个治疗过程中,要避免促发肾脏损害加重的因素,比如感染或剧烈运动。

如果肾脏损害需考虑进行肾活检,确定病理类型,从而进行相应治疗。是否有些药物能够

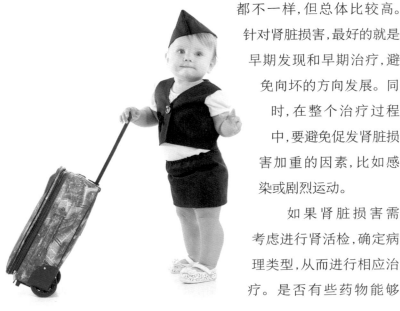

减轻或预防肾功能损害呢? 很多人关心这个问题,但目前,并没有确切的循证医学证据发现这类药物,但是通过临床观察及早处理,多数患儿都能康复。

❀ 提问:过敏性紫癜是否需要长期治疗甚至终身治疗?

　　回答:大多数患者,不需要终身治疗,但是往往需要比较长的时间。一般来说,如果出现肾功能损害,需要随诊 3~5 年。

❀ 提问:治愈之后还会不会复发,复发几率有多少?

　　回答:以往,按照传统的治疗方法,复发几率会比较高。但是,每次复发都会加重肾脏的损害,因此,提醒家属尽量为孩子找儿童肾脏专科医院与专科医生就诊,规范化治疗与避免复发。

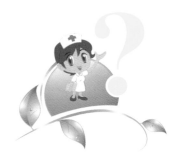

过敏性紫癜
患儿的饮食

很多过敏性紫癜的患儿家长都会问"我们家孩子能吃什么？"，这要视孩子的病情来看：

🍀 **如果孩子正处在过敏性紫癜的急性期：**

● 应立即停止接触和使用可能引起过敏性紫癜的食物，如牛奶、蟹、虾、羊肉等，最好先食用青菜、萝卜、白菜、米饭、馒头、稀饭等不容易过敏的食物，查过敏原的孩子可根据过敏原结果调整。

● 忌肥腻、忌过饱，忌烟酒和辛辣刺激食物，饮食尽量精加工，易消化，如伴有高血压或水肿，应限制盐的摄入量。

● 如果患儿病情已经很平稳，随着病情的控制，可以逐渐加用猪肉、鸡蛋等食品，如果病情完全控制了，则正常饮食即可。

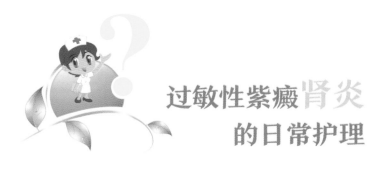

过敏性紫癜肾炎的日常护理

过敏性紫癜所引起的肾损害称为过敏性紫癜肾炎,是过敏性紫癜最严重的并发症,也是影响其预后的决定因素之一。许多患儿家长面对孩子长期反复出现的尿潜血、尿蛋白甚至水肿、高血压,常常会问大夫,除了接受正规的治疗,在日常饮食起居中还应当注意些什么呢?

目前研究发现在紫癜肾炎患儿中约 1/3 的患儿在发病前有细菌、病毒等前驱感染史,约 1/4 的患儿有各种各样的过敏史,有的是对药物过敏,如抗生素、磺胺类药等,有的是对食物如鱼、虾、乳制品等过敏,还有少数是因接触花粉或冷空气、蚊虫叮咬、疫苗接种等而发病。总之,感染和过敏是导致紫癜肾的罪魁祸首,下面就谈一下如何调护。

❀ **未病先防** 包括防寒保暖,预防感冒,注意运动锻炼,增强体质,提高机体抗病能力。这样就没有了那些易引起感染的细菌、病毒的孳生土壤,紫癜肾炎自然也会望而却步。如果您的孩子是一个易过敏的体质,那就应避免接触鱼、虾、花粉、牛奶等可能诱发过敏性紫癜进而发生紫癜肾炎的食物。当孩子有感染性疾病时,一定要在医生指导下合理使用抗生素,因为前面提到了抗生素等药物也是一个过敏原。

❀ **病后调护** 在接受正规治疗的同时,精心的日常调护对病情痊愈是大有裨益的,具体有以下几点。

● **疾病急性期应立即停止接触和使用可能引起过敏的过敏原。**具体而言,食物如牛奶、蟹、虾、蛋、羊肉等,药物如磺胺类、青霉素制剂、解热止痛药、异烟肼、胰岛素、抗血吸虫药等。现在许多医院都能进行过敏原的检测,这对紫癜肾炎患者有一定的帮助,疾病恢复期需逐渐接触所有食物。

● **注意情绪稳定。**切勿情绪波动过大,减少外来刺激,限制运动,养成有规律的作息制度,充分保证患儿的睡眠。

● **注意饮食调养。**饮食宜清淡、富含营养且易消化吸收,忌肥腻、辛辣刺激食物,每餐切忌过饱;宜精加工,忌粗食及含粗纤维多的食物,如芹菜、油菜、笋、韭菜、菠萝等,因为这些食品可磨损胃肠黏膜,诱发或加重胃肠道出血。还有一层原因,现在紫癜肾炎的治疗大多使用糖皮质激素,而这类药都会不同程度地损伤胃肠道黏膜,所以保护肠胃有很重要的意义。

● **保肾补肾。**具体应根据紫癜肾炎中医证型的不同,选用不同的食物,可有效减轻肾脏损害的程度。说到这里有必要提一点中医对该病的解读,如果患儿平常体健,发病时间短,面色红润有光泽,喜食生冷或喜冷饮,常多动烦躁,中医认为这是热毒在作怪,宜选用性偏寒凉的食物,如

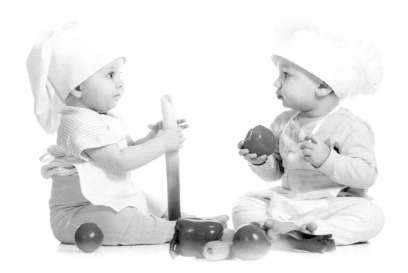

鲜藕、荸荠、荠菜、梨、杨桃、莲子、木耳、荷叶、小蓟等;如果患儿发病时间较长,或紫癜、血尿、蛋白尿等症状反复出现,面色白,常感疲倦乏力,大便稀或干稀不调,中医认为这是气虚不摄的原因,宜选用健脾益肾、养血补虚之品,如精肉、豆制品、红枣、莲子等。以上两条是中医对紫癜肾的基本认识,具体到每个患儿身上应区别对待,有的家长爱子心切,给孩子一味地进补,结果却助长了热毒之邪,火上浇油。

　　总之,生活中要注意的问题就是科学饮食、合理调养,相信经过精心的调护,患儿会早日康复!

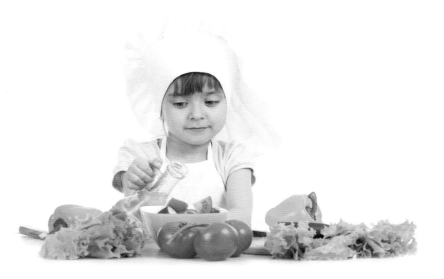

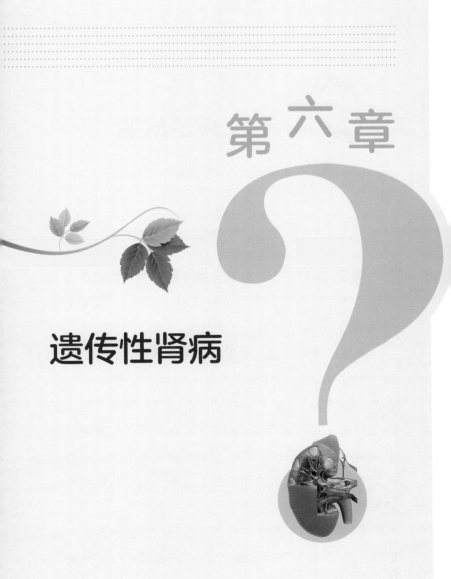

第六章

遗传性肾病

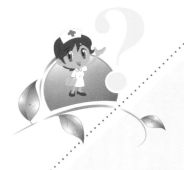

薄基底膜肾病

薄基底膜肾病是以持续性镜下血尿为主要表现的一种遗传性肾脏疾病,因其呈家族遗传,预后良好,又称之为良性家族性血尿或良性再发性血尿。

薄基底膜肾病可发生于任何年龄,根据已有的报道,最小年龄为 1 岁,最大年龄为 86 岁,以青中年最为常见,男女比例约为 1:2~1:3。绝大部分薄基底膜肾病患者以血尿为主要临床表现,其中绝大多数患者为持续性镜下血尿,肉眼血尿并不常见,少数患者偶在上呼吸道感染或剧烈运动后可出现肉眼血尿。儿童以无症状性单纯血尿常见。

本病的诊断依赖于电镜下肾脏超微结构的改变。凡单纯性血尿(特别是持续性镜下血尿)伴或不伴轻度蛋白尿,肾功能正常和血压正常,若家族中有镜下血尿的成员,临床上应高度怀疑薄基底膜肾病。

绝大部分薄基底膜肾病呈良性肾小球疾病过程,预后良好。对于仅表现为血尿,而血压正常,肾功能正常的患者,无需特殊治疗,但应避免感冒和过度劳累,定期监测血压和肾功能,避免肾毒性药物的应用。

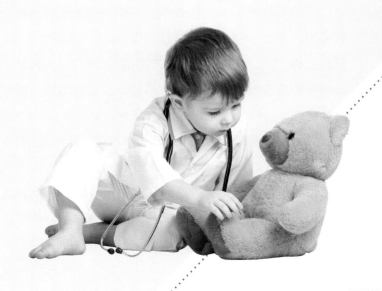

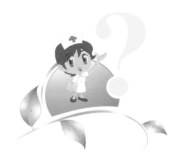

芬兰型肾病综合征

先天性肾病综合征指生后3个月内发病的肾病综合征。根据不同的发病机制和病因,可以将先天性肾病综合征分为特发性(如芬兰型肾病综合征、弥漫性系膜硬化等)、获得型(如先天性梅毒、其他围产期感染等)及伴发其他先天异常的先天性肾病综合征。本部分主要介绍芬兰型肾病综合征。

芬兰型肾病综合征为常染色体隐性遗传型肾脏病,在芬兰占新生儿的1/8000,但也见于世界各地非芬兰血统的其他种族的人群。多数患儿在出生后3个月内出现大量蛋白尿、高度水肿、高脂血症及低蛋白血症等。该病患儿常有早产史或胎儿窘迫史,常见臀位,大胎盘,孕妇血中或羊水中 α- 胎儿蛋白浓度增高。而非芬兰型先天性肾病综合征发病较芬兰型先天性肾病综合征晚一些,多在 1 岁或儿童期发病,也是常染色体隐性遗传病。

1998 年,Kestila 等利用定位克隆技术,发现 *NPHS1* 是先天性肾病综合征的致病基因,位于 19 号染色体长臂 13.1,年龄越小,*NPHS1* 突变的几率越大。*NPHS1* 突变所致的肾病综合征,几乎所有患者都表现为糖皮质激素和免疫抑制剂耐药,多于 2~3 岁因肾功能不全而需要进行透析和肾移植,肾移植是最佳选择。

南京军区南京总医院儿童肾脏诊疗中心目前开展的全基因谱筛查项目,一次检测可以覆盖人类约 2 万个基因,不仅可以确定疾病是否为遗传病,协助临床医生做出诊断,也可以给下一胎提供遗传咨询。

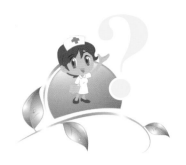

Dent 病

　　Dent 病是一种 X 连锁的隐性遗传性肾小管疾病,其主要特点为:小分子蛋白尿,高钙尿症,肾脏钙化,部分可出现肾功能异常和衰竭。Dent 病分为 2 型,即 Dent1 和 Dent2,其主要致病基因分为 *CLCN5*(Xp11.22)或者 *OCRL*(X26.1)。当患儿出现小分子蛋白尿、高钙尿症,或者具备肾钙质沉积、肾结石、血尿、低磷血症、肾功能不全、家族史等其中一项时,需高度考虑 Dent 病。总结 Dent 病相关文献报道,欧美的病人症状相对较重,而亚洲的患者多数症状相对较轻,可仅表现为小分子蛋白尿,相对分子量较小,儿童 24 小时尿蛋白定量多在 1g 以下。

　　Dent 病为基因突变所致,理论上分子靶向治疗是最有效的,但目前临床医学上尚缺乏行之有效的分子治疗技术,因此,Dent 病的治疗主要依靠支持治疗,如噻嗪类利尿剂纠正高钙尿症、枸橼酸盐延缓肾结石的发生等。

本病如早期诊断和治疗预后尚好。病情严重迁延时间长者,可致多种合并症,如反复尿路感染、结石,终致肾功能衰竭。故应早期诊断和治疗,尽量减轻肾脏损害和防止肾衰竭的发生。鉴于 Dent 病是一种遗传性肾小管疾病,家族病史、基因检测有助于确诊,尤其对于无明显临床症状又疑及此病者,广泛的基因谱筛查是很有必要的。

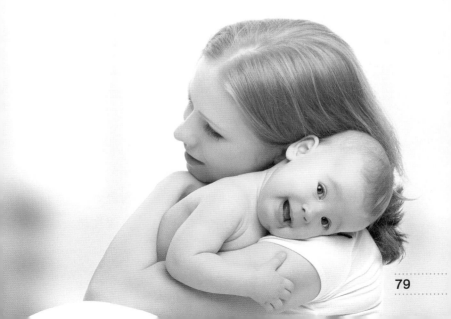

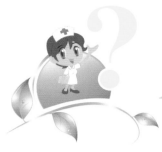

Alport 综合征

🍀 提问:什么是 Alport 综合征?

回答:Alport 综合征是最常见的遗传性肾病,最常见呈性连锁显性遗传,系编码IV型胶原 α 链基因的突变所致。IV型胶原是肾小球基底膜的重要成分。

🍀 提问:Alport 综合征见于哪些人?

回答:70% 患者 6 岁前起病,但在任何年龄均可发病,故本病可分为青少年型和成年型。所有患者均有血尿,常由运动或上呼吸道感染诱发;蛋白尿在起病时很少见,但随着病情进展可逐渐出现,肾功能缓慢进行性减退,常有神经感音性耳聋和眼部病变。如患儿存在血尿、典型的肾小球基底膜病变、眼耳病变及家族史,则应高度考虑 Alport 综合征。

❀ 提问:Alport 综合征如何诊断?

回答:①肾穿刺活检术;②皮肤活检术:提示Ⅳ型胶原 α5 链缺如对诊断有重要意义,但是阴性则不能完全排除 Alport 综合征;③基因检测。

❀ 提问:Alport 综合征怎么治疗?

回答:本病治疗主要是保护肾功能与延缓肾功能衰竭进展,如有高血压者需严格控制血压,也可选择免疫抑制剂,能取得部分效果。

❀ 提问:Alport 综合征预后如何?

回答:部分患者进展至终末期肾衰竭,但女性预后较好于男性患者。

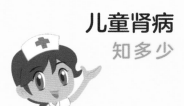

儿童肾病
知多少

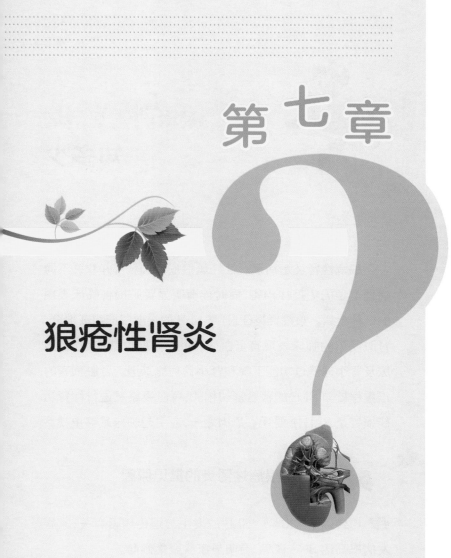

第 七 章

狼疮性肾炎

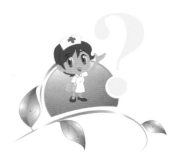

狼疮性肾炎
知多少

狼疮性肾炎是指系统性红斑狼疮(SLE)合并双肾不同病理类型的免疫性损害,同时伴有明显肾脏损害临床表现的一种疾病。狼疮肾炎(LN)是 SLE 的重要临床组成部分。肾脏受累的临床表现有蛋白尿、红细胞尿、白细胞尿、管型尿及肾小球滤过功能下降和肾小管功能减退。肾脏损害的严重程度与 SLE 的预后密切相关,肾脏受累及进行性肾功能损害是 SLE 主要死亡原因之一,应引起临床足够重视。

引起狼疮性肾炎的常见原因

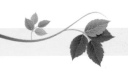 **遗传因素**(20%) SLE 的发生与遗传因素有关,家族发病率高达 3%~12%,有明显家族聚集倾向。

🍀 **内分泌因素**(20%) SLE 主要累及女性,育龄期女性的患病率比同龄男性高 9~13 倍,但青春期前和绝经期后女性患病率仅略高于男性。故认为雌激素与 SLE 发生有关。女性避孕药有时也可诱发狼疮样综合征。

🍀 **病毒感染**(20%) 常见者为慢性病毒感染。此外,也有人认为 SLE 的发病与结核或链球菌感染有关。

🍀 **药物因素**(15%) 多种药物与 SLE 发病有关,但致病机制各不相同。

● 诱发 SLE 症状的药物有青霉素、磺胺类、保泰松、金制剂等。

● 引发狼疮样综合征的药物有肼屈嗪、普鲁卡因胺、氯丙嗪、苯妥英钠、异烟肼、丙基及甲硫氧嘧啶等。

🍀 **物理因素**(10%) 约 1/3 SLE 患者对日光过敏,紫外线能诱发皮损或使原有皮损加剧,少数病例可诱发或加重系统性病变。另外,X 线照射、寒冷、强烈电光照射也可诱发或加重 SLE 病情。

🍀 **饮食因素**(5%) 含有补骨脂素的食物,如芹菜、无花果、欧洲防风等,具有增强 SLE 患者光敏感的潜在作用;含有联胺基因的蘑菇、烟熏食物、食物染料及烟草等可诱发药物性狼疮;含有 L- 刀豆素的苜蓿类的种子、新芽及其他豆荚类等也可诱发狼疮。限制热量及脂肪酸的摄入量可降低鼠狼疮的严重程度,推测此举可能对 SLE 患者有益。

其他因素(5%)　石棉、硅石、氯化乙烯及含有反应性芳香族胺的染发剂可能与 SLE 发病有关。严重的生理、心理压力皆可诱导 SLE 的突然发作。

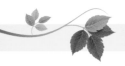

预防狼疮性肾炎的措施

重视体质因素　系统性红斑狼疮近亲发病率高达 5%~12%,同卵孪生发病率高达 69%,狼疮患者亲属中其他自身免疫病如类风湿、皮肌炎、硬皮病、干燥症及牛皮癣等发病率也高,这些均提示狼疮受遗传因素影响,因此,对于有自身免疫病发病基础的红斑狼疮患者,包括亲属中有自身免疫病者,都应当高度警惕,一旦患病就应想到自身免疫病,一旦患上自身免疫病,则应积极治疗,防止发生狼疮性肾炎以致造成肾损害。

积极治疗病毒感染　近年实验研究发现,病毒感染可能与系统性红斑狼疮的发生有关,因此,我们应积极治疗各种病毒感染,尤其是对于上呼吸道病毒感染这样的"小病",决不能掉以轻心,因为"风为百病之长",许多大病都是以伤风感冒为始发病因而危害人群的。

注意药物毒性　与红斑狼疮有关的药物有肼酞嗪、普鲁卡因酰胺、异烟肼、甲基多巴、氯普吗嗪及奎尼丁等,尤以前二者为常见,可能与药物中肼、胺、巯基团有关,因此对于有狼疮遗传学基础的红斑狼疮患者,应注意到这些药物可能对红斑狼疮患者产生的毒性。

🍀 **避免日光暴晒**　紫外线照射加重狼疮性肾炎病情较为常见,因为紫外线可使DNA转化为胸腺嘧啶二聚体,而使抗原性增强,促使系统性红斑狼疮发生,因此,狼疮性肾炎患者在日常生活中应避免在强烈的日光下长时间曝晒,以减少紫外线过度照射造成的肾损害。

🍀 **饮食**　应食用含维生素A、维生素B_6、维生素D、维生素E丰富的食品。含维生素A丰富的食物有鱼肝油、奶制品、鸭蛋等,含胡萝卜素丰富的食物有胡萝卜、玉米、红薯、西红柿、红果、樱桃、枇杷、李子、柑橘等。含维生素B_6较多的食物有酵母、谷麦胚芽、玉米、谷麦、燕麦、米糠等。含维生素D较多的食物有乳制品、鸭蛋等。含维生素E丰富的食物:有麦胚、谷胚、植物油、鱼肝油、肉蛋、奶及奶油、莴苣叶、柑橘等。

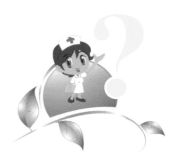

狼疮性肾炎
患儿生活中
应注意什么

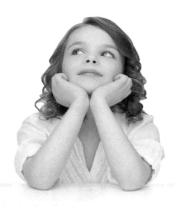

狼疮性肾炎患儿在日常生活中需注意合理饮食管理,保持情绪稳定,适当做一些运动及锻炼,避免应用肾毒性药物等。除此以外,还需注意以下几点:

🍀 **避免阳光照射**　阳光照射和紫外线可诱发系统性红斑狼疮和狼疮肾炎。因此,狼疮性肾炎患儿应尽量避免紫外线照射,避免户外阳光直射,外出时可用帽子、遮面巾等遮挡紫外线。

🍀 **避免用雌激素**　雌激素在狼疮肾炎的病机中起着重要作用。女性雌激素对狼疮肾炎的进程有不利作用,因此,在狼疮性肾炎患儿应注意避免有意或无意地服用含有雌激素的药物。

🍀 **慎服某些药物**　某些药物可引起狼疮样反应,应尽量避免应用,如肼屈嗪、普鲁卡因酰胺、异烟肼及甲基多巴等。

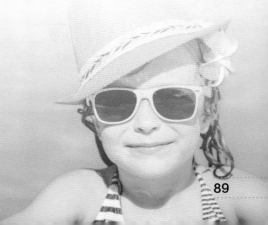

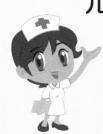

儿童肾病
知多少

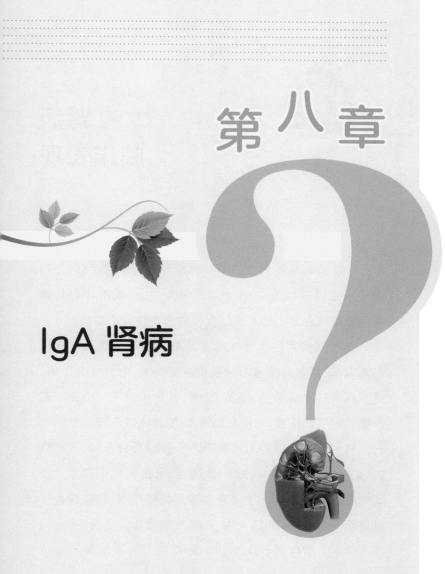

第八章

IgA 肾病

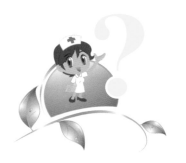

IgA 肾病
临床表现

　　IgA 肾病是最为常见的一种原发性肾小球疾病,是指肾小球系膜区以 IgA 或 IgA 沉积为主,伴或不伴有其他免疫球蛋白在肾小球系膜区沉积的原发性肾小球病。

　　典型病例常在上呼吸道感染后数小时至 3 天内出现肉眼血尿,通常持续蛋白尿数小时至数天,个别可达 1 周。这类病人约占总数的 40%~50%,儿童中略高。个别可有严重的腰痛和腹痛,可能与肠道 IgA 血管炎有关。

　　另一常见表现为无症状血尿和(或)蛋白尿,约占总数的 30%~40%。其中 20%~25% 病例在病程中可发生 1 次或数次肉眼血尿。主要表现为大量蛋白尿、肾病综合征可见于 5%~20% 的病人中,以儿童和青年病例为多,常属弥漫性增生型伴或不伴肾小球硬化。此外,以系膜 IgA 沉

积为主,也可以出现在以足突融合为特征的微小病变肾
病中。

　　约不到 10% 患者可呈急性肾功能衰竭表现,通常能
自行缓解。其中 20%~25% 则可能需要透析,多因患有
新月体肾炎。在病程活动期有氮质潴留者并不少见,约占
25%。起病时即有高血压约占 10%,随病程延长,伴高血
压者超过 40%。

　　南京军区南京总院儿童肾脏诊疗中心治疗 IgA 肾病
有丰富的经验,开创性将新型免疫抑制剂如咪唑立宾应用
于 IgA 肾病患儿,同时有自行研制的中成药物(如儿肾 1
号、儿肾 2 号)辅助治疗,收到独特的效果,治愈率达到近
90%!

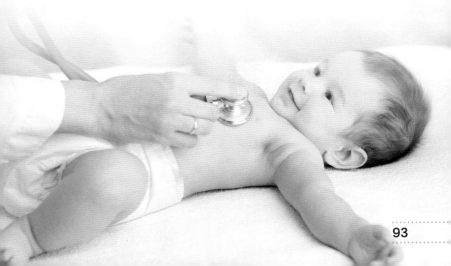

儿童肾病
知多少

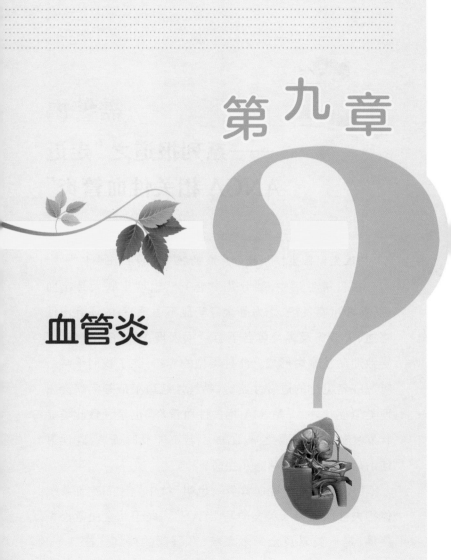

第九章

血管炎

"皮疹"需警惕

——系列报道之"走近 ANCA 相关性血管炎"

"医生！医生！快救命！我的孩子全身出血啦！"

在日常生活中,部分儿童会突然出现皮肤大片出血点,前期可有发热、乏力等全身明显不适感,有的还会出现咯血、关节痛及鼻炎等各器官受损表现,而皮疹严重者可导致溃疡及糜烂形成。此种类型的皮疹,除了我们平常所听过或者见过的过敏性紫癜、系统性红斑狼疮等疾病会出现类似症状外,"ANCA 相关性血管炎"也是导致此类症状发生的罪魁祸首之一,临床中若不能及时确诊,耽误最佳治疗时机常可威胁患儿生命!

"ANCA 相关性血管炎",也叫"抗中性粒细胞胞浆抗体相关性血管炎",英文简写"AAV"。属于儿童血管炎类疾病,是一类累及全身多系统、多脏器的疾病。在 AAV

家族中有三兄弟,分别叫"GPA"(肉芽肿性多血管炎)、"EGPA"(嗜酸性肉芽肿性多血管炎)、"MPA"(显微镜下型多血管炎)。

"AAV"常可同时造成皮肤、肾脏、肺、神经系统等多脏器或系统受累,有时也会局限于单一脏器。但在众多受累器官中,最常受累的器官还当属肾脏,可达 75%~90%,常表现为血尿、蛋白尿,临床进展迅速,可造成急性肾衰竭,是患儿主要死亡原因之一。

我们将陆续介绍"AAV 家族三兄弟"的各自临床特征,为帮助家长较早发现本类疾病以及时救治患儿生命提供宝贵时机!

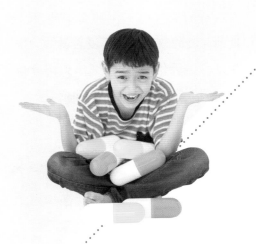

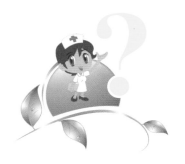

MPA 儿童的
圆梦之路

美丽的容颜,花季般的少女,十五岁的玲玲本可拥有着纯真美好的人生,可所有的梦想却被一场突如其来的疾病打破了。

八月的天气已不再那么炎热,玲玲和其他同龄的孩子一样享受着暑假的快乐生活。这天傍晚,玲玲突然觉得身体像被一团火包裹着一样炙热难忍,随后出现剧烈呕吐,爸爸觉得孩子情况不对,迅速赶往当地医院。当地医生根据玲玲的表现初步诊断为"急性上呼吸道感染",

经过输液治疗病情不但没有控制,玲玲的脸却逐渐肿了起来,血液和尿液检查发现孩子有蛋白尿,并且伴有严重的肾功能受损,这下可吓坏了玲玲爸妈,连夜转入市里的大医院救治,上级医院经过检查后,玲玲被通知需要接受血液透析治疗。

"透析"?!玲玲爸妈完全没有意识到孩子的病情会如此严重,不知所措的父母只有听取一切可能的方案来拯救可怜的孩子,可事与愿违,经过2天的透析,玲玲再次出现剧烈的呕吐并伴有咯血、心慌不适,看着面色苍白的孩子让心急如焚的父母不知如何是好,四处打听哪里可以救治孩子的疾病。在从别人口中得知南京军区南京总医院儿童肾脏诊疗中心在肾病治疗领域首屈一指,玲玲父母立即办理了出院,把全部希望都寄托在了南京,并于2015年08月21日转诊于该院,根据临床表现,夏正坤教授带领全科医护人员进行讨论,初步考虑玲玲为"显微镜下型多血管炎(MPA)",并迅速制定了明确的救治方案。

显微镜下型多血管炎(MPA)是我国 ANCA 相关性血管炎(AAV)家族中最常见的一种类型,临床发病率可占 AAV 的 80%,女童患儿较多见,往往难以迅速明确诊断,起病急,进展快。急性起病时可有严重的肾脏损害、肺出血和咯血,有些患者在起病之初常有不规则发热、疲乏、皮疹、关节痛及咯血等临床表现,常损及多系统,典型病例多具有皮肤 - 肺 - 肾三联征的临床表现。

目前,关于 MPA 的治疗,仍然以激素等免疫抑制剂联合使用为主,疾病的早期发现与合理治疗,常于危笃病情中挽救患儿的生命。玲玲通过检查明确诊断为 MPA,经过全科医护人员两周的精心治疗,目前病情得到控制,又见这家人久违的笑容。

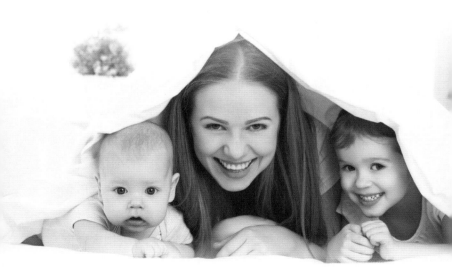

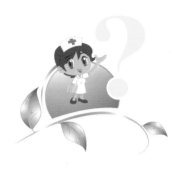

GPA
——被人遗忘的"韦格纳老兄"

在介绍显微镜下型多血管炎(MPA)之后,我们来了解ANCA相关性血管炎家族中的另一个小兄弟——肉芽肿性多血管炎(GPA)。

说起GPA小兄弟,其实这是2011年国际医疗学会给它起的新名字,它原名本叫"WG",翻译为中文即"韦格纳肉芽肿"。WG最初的命名是由于德国病理科医生弗里德里克·韦格纳首次对该病的详细描述而荣誉性以其姓氏命名,可不知这位老兄是否被荣誉冲昏了头脑,竟然成为了原德国纳粹党的早期成员,在其担任病理专家时,有成千上万人在犹太区死亡,其造成的罪恶应该受到谴责,所以,2007年国际医师学会的成员们一致要求收回对这位老兄的荣誉称号,改名为今天的GPA。

GPA 典型的临床表现为上呼吸道 - 肺 - 肾病变的三联征。本病 70% 以上患者上呼吸道最先受累,鼻部受累尤为多见,而肺部受累也是本病的另一个重要特征,早期常被误诊为肺部感染、肺结核甚至恶性肿瘤。

如果出现以下临床表现中的 2 条或 2 条以上时可以确诊为 MPA:

● 鼻或口腔有异常分泌物或溃疡形成;

● 胸片有结节或空洞等改变;

● 尿液检验发现血尿;

● 血管发生相关病理改变;

当然除了上述的临床表现,在 80%~90% 患者的血中我们常常查到有一种叫作"抗中性粒细胞胞浆抗体胞浆型(C-ANCA)"的物质,对确诊本病有高度的特异性和敏感性。

临床中,无论是曾经犯下错误的"WG"老兄,还是被赋予新头衔的"GPA",都需要我们尽早诊断明确,早诊断、早治疗能控制不可逆的破坏性改变。

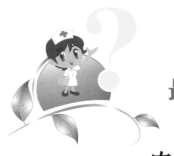

最后的"战士"
——"嗜酸性肉芽肿性多血管炎"

　　嗜酸性肉芽肿性多血管炎,英文简写"EGPA",也叫过敏性肉芽肿性多血管炎,是 AAV 家族中最后一种血管炎类型。他和他的兄弟 GPA 的性格十分相似。不同的是EGPA 患者绝大多数为过敏体质,我们常听说的一种被叫作"嗜酸性粒细胞"的物质在血液中所占的比例及数量常高于正常值。患有过敏性鼻炎、哮喘常是本病发病的重要阶段之一,临床医生也常常发现身体各种组织有嗜酸性粒细胞浸润其中。此外,我们也可在 70%EGPA 患者的血中发现"抗中性粒细胞胞浆抗体核周型(P-ANCA)"的存在。

　　在损伤肾脏方面EGPA 是相当的手下留情,不同于MPA、GPA 两兄弟,其对肾脏的影响并不多见,有的仅表现为少量的血尿、蛋白尿,多可自行缓解,极少进展为肾功能衰竭。EGPA 最常见的死因往往是严重的心肌炎、心力衰竭和心肌梗死。

综上所述，AAV 家族三兄弟因有着相似的临床特点而作为一类疾病，在具体区分时常常通过血管、肾脏或其他内脏病理及临床表现综合判断。关于本病的病因，现代研究表明是由遗传、环境、感染及自身免疫系统等诸多因素共同参与致病。由于本病临床表现的多样性、各系统表现时间的复杂性，常误导家属先经过呼吸科、消化科等治疗后最后才到肾内科就诊，往往耽误最佳治疗时机。

我们建议家长须知儿童病情变化迅速，如发现有与本病相似的临床表现，须高度怀疑本病的可能性，并至正规儿童肾脏疾病诊疗中心及时就诊。

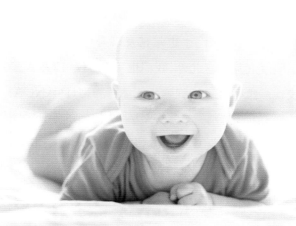

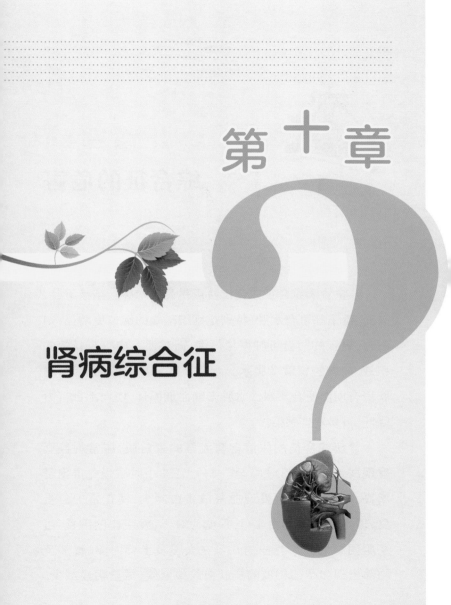

第十章

肾病综合征

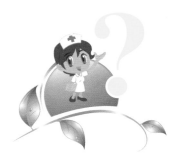

儿童肾病
综合征的危害

　　儿童肾病综合征的突出特点是高度水肿。孩子下肢、头面、躯干都可有水肿,特别是组织疏松的部位更明显,如眼睑,男孩的阴囊可肿得像灯泡,同时还有内脏浆膜腔的积液,如胸腔积液及腹水。水肿严重者皮肤薄而透亮,皮肤稍有损伤便会渗水。水肿影响血液循环,使局部抵抗力降低,极易发生感染。

　　肾病综合征的尿液含有大量的蛋白质,尿常规检查发现尿蛋白可达"+++"至"++++",24 小时尿蛋白排出量增高。化验检查可发现血浆白蛋白减少,使正常的白蛋白、球蛋白的比例由 1~1.5 变为 0.5,发生比例倒置,血浆胆固醇增高。有些病儿可在大腿及上臂内侧、腹部及胸部出现和孕妇相似的皮肤白纹或紫纹,尿量明显减少。

由于长期从尿中丢失大量蛋白质,可出现蛋白质营养不良表现,毛发干枯黄萎、毛囊角化、皮肤干燥、指(趾)甲出现白色横纹,发育迟缓、贫血并易感染。有的病儿有血尿及高血压。

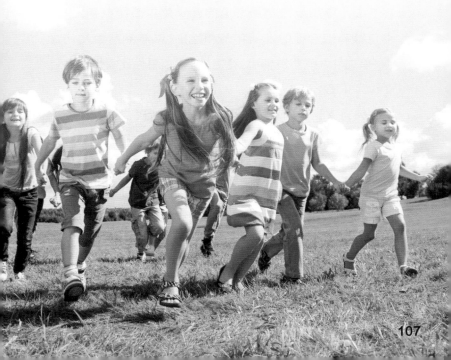

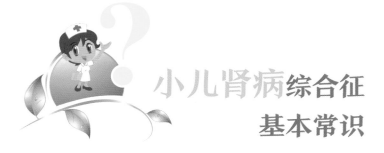

小儿肾病综合征基本常识

　　小儿肾病综合征是常见的儿童泌尿系统疾病之一。小儿肾病综合征的发病年龄和性别,以学龄前为发病高峰。单纯性发病年龄偏小,肾炎性偏大。男性比女性多,男∶女约为 1.5∶1~3.7∶1。

　　只有家长正确了解了小儿肾病综合征的常识,才能更好地预防和治疗,更好地摆脱肾病综合征的困扰。

　　水肿是肾病综合征最常见的临床表现。常最早为眼睑、颜面,渐及四肢全身。水肿为可凹性,尚可出现浆膜腔积液如胸水、腹水,男孩常有显著阴囊水肿。除水肿外,患儿可因长期蛋白质丢失出现蛋白质营养不良,表现为面色苍白、皮肤干燥、毛发干枯萎黄、指(趾)甲出现白色横纹、耳壳及鼻软骨薄弱。

　　患者水肿严重时,有的体重可增 30%~50%。严重水肿患儿于大腿和上臂内侧及腹壁皮肤可见皮肤白纹或紫纹。水肿严重程度通常与预后无关。水肿的同时常有尿量减少。

　　应注意休息,首先应限制孩子的活动量。

　　饮食宜低盐,高蛋白,肉类、蛋类、豆类都含有较多蛋白质,可以增加此类饮食。每天吃盐 60mg/(kg·d),水肿严重时要完全忌盐,并稍限饮水量。经治疗尿量增加后,要增加食物中盐分,并给氯化钾、钙片等口服。长期低盐或忌盐,会引起低钠症状,如精神不振、呕吐、烦躁、尿血、血压降低。

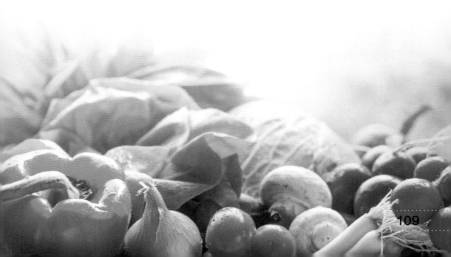

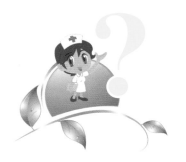

肾病综合征
治疗方法

因为肾病综合征患者的病程比较长,复发率也比较高,病理变化比较复杂,在治疗上应该采用联合治疗,肾病综合征的治疗是耐心用好激素,激素全称"糖皮质激素",正常人是由肾上腺皮质分泌的。肾病患儿需选择中效类激素类药物如泼尼松、泼尼松龙等,有抗炎、抗过敏和抑制免疫的作用,对某些原发或继发的肾小球疾病,具有减少尿蛋白、利尿和保护肾脏功能的作用。所以,临床上微小病变性肾病、轻中度系膜增生性肾炎、早期膜性肾病、增殖型狼疮性肾炎等病理类型所致的肾病综合征最常用的就是这种治疗方法。

微小病变型 激素、免疫抑制类药物治疗肾病综合征能实现快速消除病症的治疗效果,但也存在一些副作用、很多病人难以正确地坚持下来。因此,面对不同的肾病综

合征的治疗方法,首先需耐心用好
激素,需长期治疗,当然根据不同病
人与病情需要权衡,以选
择最优治疗方案,从而
获得最佳治疗效果。

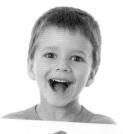

🍀 **系膜增生型**　激
素不容忽视的副作用,
如满月脸、水牛背、皮
肤裂纹以及继发感染
等,特别是并发感染者,

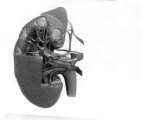

炎症反应往往不太明显、发热不高等,所以极容易造成漏诊。
因此,在使用这类药物时,一定要选好适应证,关注副作用。

　　要想从根本上治疗肾病综合征就必须联合治疗,如激
素治疗出现耐药或依赖时,可以考虑使用免疫抑制剂等治
疗,同时需联合无副作用的中药或中成药(需找有经验的
医生),包括南京总医院儿童肾脏诊疗中心自行研制的中
成药治疗,如儿肾 1 号(治疗血尿)、儿肾 2 号(治疗蛋白尿)、
儿肾 3 号(保护肾功能)及免疫灵或槐杞黄颗粒(免疫调节
剂)等,此独特的中成药秘方经过几十年来的临床验证,辅
助疗效明确,副作用极低,做到专病专治,治养结合,给儿
童难治性肾脏病患儿带来治愈的希望。

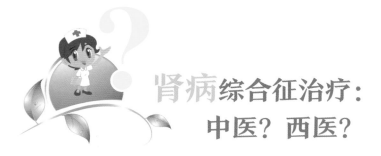

肾病综合征治疗：
中医？西医？

　　很多初治的肾病综合征患儿家长一听说自己孩子得了这样一个病，心里非常着急。想给孩子尽快看好病，又担心激素的各种不良反应，又听说哪边有什么中医偏方，"一吃就好"。于是家长就纠结了，肾病综合征到底该怎么治疗呢？

　　临床工作中也确实遇到不少家长咨询，"给孩子吃中药是否可行？"现统一回复：其实中医具有2000多年的历史，在西医传入中国之前，中医是治疗疾病和维护人类健康的唯一手段，它的科学性和价值经过了历史的检验。西医诞生于西方，它为人类的生存和发展做出了巨大的贡献，而且理论发展非常迅速，治疗手段层出不穷。

　　客观地说，对于肾病的治疗，中西医各有优势。这里举一个例子，对于肾病综合征而言，西医的激素疗效可靠而稳定,但副作用相对大,比如孩子胃口太好,很兴奋,躁动不安,老清嗓子,容易感冒,这些西医处理起来比较棘手;单用中医治疗也可以使部分肾病综合征转阴,但疗效不如激素治疗稳定。

　　值得注意的是:通过辨证使用中药可以减轻激素的副作用,因此南京军区南京总医院儿科选择了中西医结合治疗,即在疾病初期以激素治疗为主,辅以自行研制有独特疗效的中成药(儿肾康、儿肾清等),减轻副作用;疾病中期,也就是激素逐渐减量时,辅以中药减少感冒和反复(免疫灵口服液等);在疾病后期,也就是激素小剂量和停用后一段时间内,以中药巩固治疗为主(百令片、槐杞黄颗粒等),主要是健脾补肾,调理阴阳。无论是在西医院还是在中医院,中西医结合治疗肾病,已经成为一种共识。但此处还是要提醒广大患儿家长,所谓一吃就好的"偏方"可信度不大,辅助中药治疗一定到正规中医院就诊,服用中药或西药期间需定期检查肾小管等功能,一旦出现问题需及时停用。

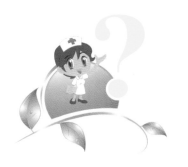

肾病综合征患儿的合理营养治疗

肾病综合征是由于肾小球滤过膜对血浆蛋白通透性增高,导致大量血浆蛋白血症自尿中丢失,导致一系列病理生理改变的一种临床综合征。本病以大量蛋白尿、低蛋白血症、高脂血症和水肿为其主要临床特点。

本征为儿科常见的肾小球疾病,且病程中常有反复或复发,严重影响患儿健康。在肾病综合征的治疗康复过程中,除了规范的药物治疗外,合理的营养治疗也至关重要。营养素摄入过量,会加重肾脏负担,加速病情恶化,反之,营养素摄入不足,会导致营养不良,生长发育迟缓。因此,合理的营养治疗便成了医生和家长所关注的焦点问题。

众所周知,碳水化合物、脂肪、蛋白质、维生素、水和无机盐(矿物质)是人体所需的六大营养素。肾病综合征患

儿的合理营养,与这六大营养素
息息相关。

🌸 **碳水化合物**　是人体
最主要的热量来源,参与
众多生命活动,是细胞
膜的组成部分,维持正
常的神经供能,促进脂
肪、蛋白质在体内的代谢作
用。对于肾病患儿,碳水化
合物的摄入量应占能量的占
55%~65%,其中50%多为多糖和膳食纤维。

🌸 **蛋白质**　如果把人体当做一座建筑物,那么蛋白质
就是构成这座大厦的建筑材料。肾病综合征的患儿,大量
血浆蛋白从尿中排出,人体蛋白降低而处于蛋白质营养不
良状态,机体抵抗力也随之下降,可是,尽管如此,也不推
荐给予患儿高蛋白饮食,而应以优质高蛋白为主,以每日
1.0~1.5g/kg 为宜,其中动物蛋白占 2/3(如鸡蛋、牛奶、
瘦肉、鱼等),植物蛋白占 1/3,此有助于缓解低蛋白血症及
随之引起的一些合并症。但是,肾功能受损的患儿,蛋白质
的入量应予限制,可酌情每日给予低蛋白 0.8~1.2g/kg,
并以优质蛋白为主。

脂肪 由于肾病综合征患儿常伴有高脂血症,可加重蛋白尿和肾小球损害,促进肾小球硬化,故应限制脂肪的摄入。脂肪的摄入量应控制在能量的 30% 以内,应少进富含饱和脂肪酸(动物油脂)的饮食,而多吃饮食中供给丰富的多不饱和脂肪酸如鱼油、植物油等可使血脂下降而且尿蛋白减少,肾小球硬化程度减轻,饮食当中富含可溶性纤维(燕麦、米糠等)也有利于降脂。

【提醒】

▶ **富含饱和脂肪酸的食物:**动物性脂肪,如牛油、羊油和猪油;

▶ **少数植物油:**椰子油、可可油、棕榈油;

▶ **富含不饱和脂肪酸的食物:**鱼油;大部分植物油,如亚麻籽油、茶油、葵花籽油等;坚果:核桃、杏仁、松子等。

维生素及矿物质 由于肾病综合征患儿的肾小球基底膜的通透性增加,尿中除丢失大量蛋白质外,还同时丢失与蛋白结合的某些微量元素,应给予适当补充。一般可进食含维生素及微量元素丰富的蔬菜、水果、杂粮、海产品等以补充维生素B、维生素C、维生素D及叶酸和铁、铜、锌等。

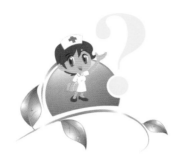

肾病综合征
的副反应

🍀 **感染**　由于蛋白质营养不良,蛋白丢失所致血清IgG及补体因子减少,白细胞功能下降,加之应用糖皮质激素治疗,呼吸道、泌尿系、皮肤及腹腔感染常并发于肾病综合征患儿,体腔及皮下积液为感染提供了有利条件。虽然近年强力抗生素的应用,使因感染致死的危险性大大降低,但仍可影响肾病综合征疗效或导致肾病综合征复发。

🍀 **血栓栓塞**　由于肾病综合征患儿大量蛋白的漏出,肝内合成增强,纤维蛋白原及 V、Ⅶ、Ⅷ、X 因子增加,抗凝血酶Ⅲ水平降低,蛋白 C 及蛋白 S 活性下降,高脂血症致血液黏稠度增加,不合理的利尿,长期使用大量糖皮质激素,患儿因此存在高凝状态。卧床增加了肢体发生血栓的可能。目前,血栓、栓塞已成为肾病综合征患儿严重的致死性并发症之一。最常见的为肾静脉血栓,另外,肢体静脉血栓、下腔静脉血栓、肺动脉血栓或栓塞也不少见,甚至可见脑血管血栓及冠状血管血栓。

🍀 **高脂血症** 高脂血症可随蛋白尿消退、血浆白蛋白回升而恢复正常。虽然存在低密度脂蛋白、胆固醇水平增高,但高密度脂蛋白有时亦可升高,有的学者认为能增加心血管并发症的发生率,但也有学者认为危险因素与保护因素同时存在,其对机体的影响尚难确定。但高脂血症可增加血液黏稠度,导致血栓、栓塞的发生,促进肾小球系膜细胞增生及肾小球硬化,因此,积极的饮食控制及药物防治仍有重要意义。

🍀 **营养不良** 由于长期的低蛋白血症,可引起营养不良,肌肉萎缩,儿童发育迟缓,维生素 D 缺乏,继发性钙磷代谢紊乱,继发性甲状旁腺功能亢进;药物结合蛋白的减少可加重药物毒性,促使药物代谢增快,减低药物疗效。

🍀 **肾功能损伤** 低蛋白血症、低血浆胶体渗透压而致水分外渗,部分患儿可因血容量下降、肾脏有效循环血容量减少而出现肾前性氮质血症,经积极扩容补液治疗后可缓解。

临床上也可见到由于肾小管大量重吸收尿蛋白引起肾小管功能的损伤,可见到肾性糖尿和(或)氨基酸尿,严重者呈部分的范可尼综合征表现。

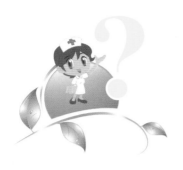

肾病综合征
患儿可以接种
疫苗吗？

　　肾病综合征患儿可以进行疫苗接种吗？这是很多家长都很关心的问题。其实目前学术界也尚未有统一的意见,因为面临着两难选择:

　　一方面是预防接种可能引起肾病复发或使病情加重;另一方面是肾病患儿若放弃或过度延迟接种疫苗,则患某些严重感染性疾病的风险增加,而这些疾病本应是可以通过注射疫苗有效预防的!

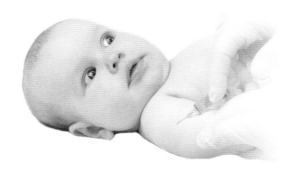

南京军区南京总医院儿童肾脏诊疗中心推荐的方法:

● 对肾病综合征病情缓解期或在使用糖皮质激素治疗 1mg/(kg·d)(或隔日 2mg/(kg·d))或免疫抑制剂或接受利妥昔单抗治疗的患儿,可根据国家疫苗接种指南进行灭活疫苗的接种,预防接种后需进行预防接种后抗原特异性抗体浓度的检测,了解是否产生了合适免疫反应的指标即接种后是否产生预防感染的作用。

● 接受糖皮质激素或免疫抑制剂或接受生物制剂如利妥昔单抗治疗的肾病患儿,如有需要接种减毒疫苗,建议在用药前进行接种。

● 接受糖皮质激素或免疫抑制剂或接受生物制剂如利妥昔单抗治疗的肾病患儿,如在治疗期间出现污染伤口时,建议注射破伤风免疫球蛋白,但这些患儿对破伤风类毒素疫苗的反应可能会减弱。

● 接受糖皮质激素或免疫抑制剂或接受生物制剂如利妥昔单抗治疗的肾病患儿,如在治疗期间被动物咬伤时,建议常规接种狂犬病灭活疫苗,但需密切观察接种后的反应。

● 为减少 SSNS 患儿严重感染的风险,建议接种肺炎疫苗、患儿及与其接触的家庭成员每年接种流感疫苗。

● 肾病综合征患儿接触水痘带状疱疹病毒(VZV)

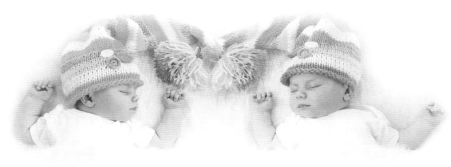

的处理:居住在一起,面对面的接触超过 1 小时,或住院期间接触感染患者(2~4 人病房、相邻的床位或感染患者来访超过 1 小时),建议使用水痘带状疱疹免疫球蛋白(VZIG)。

● 在应用较大剂量激素和(或)使用免疫抑制剂时,要避免活疫苗或减毒活疫苗接种,如:卡介苗、麻疹减毒活疫苗、风疹减毒活疫苗、腮腺炎减毒活疫苗、脊髓灰质炎减毒活疫苗与口服轮状病毒活疫苗等。

● 在肾病综合征痊愈或停用激素 3~6 个月后可考虑接种活疫苗或减毒活疫苗,即可以按国家疫苗接种指南正常的程序参加预防接种,同正常孩子一样,也有可能出现一些诸如发热、腹泻等副作用,按常规处理即可。同时,也可能存在有诱导肾病复发的风险。

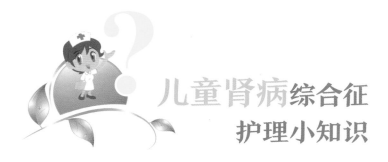

儿童肾病综合征护理小知识

🍀 **不要特别劳累** 孩子的自我约束能力差,从医院回到家会感到很新鲜,容易玩得过累,睡眠不足,家长要特别注意安排好孩子的作息时间,尽量得到充分的休息。

🍀 **不要多吃含盐食物** 饮食要注意少盐,但饭菜无盐又会影响食欲,宜用低盐饮食,即正常饮食偏淡即可。在水肿和高血压消失后,才可改进普通饮食,但也要清淡,不可过咸。需注意馒头和苏打饼干中也含有钠,可以让孩子吃一些新鲜蔬菜和水果,以补充体内维生素。

🍀 **衣服不要久穿不换** 感染常是诱使肾病复发的原因。经常洗澡换衣,保持皮肤清洁,可防止皮肤感染。

🍀 **尽量不要去公共场所** 要保持室内空气新鲜,尽量不带孩子去商店、影院等公共场所。注意根据气候变化增减衣服,预防感冒。

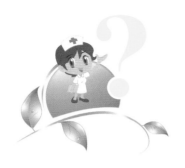

合理应用激素

激素治疗对肾病综合征(NS)来说无疑是不可或缺的,激素治疗可以产生抗感染作用和免疫抑制作用,对患儿的临床症状也会有所缓解,但是不同的患儿对激素的敏感性也是不同的,合理地、个体化地使用激素,不但能够缓解症状达到治疗效果,还可以减轻激素所致的不良反应。

🍀 第一,应用激素的四大基本原则。应用激素必须遵循诱导治疗剂量要足、诱导治疗时间应足够长、宜缓慢减量及维持治疗时间宜长的四大基本原则。

🍀 第二,控制感染是治疗一切肾脏疾病的首要原则。由于肾脏疾病最初往往由各种感染诱发,在开始激素治疗前宜先控制各种感染,以免降低激素的治疗效果,若感染不能控制,延长激素足量作用的时间,会加重其副作用。

🍀 **第三,激素的应用要依据 NS 的病理类型而定。** 不同的病理类型对激素的敏感性是不同的,从而激素的效应性强度也就不一样,由于儿童 NS 绝大部分肾脏病理为微小病变型,此种类型对激素治疗较为敏感,加之初治患儿肾脏穿刺并不作为首选,往往经过一段时间治疗疗效不理想时才考虑肾脏穿刺,所以单独应用激素往往作为首选方案。

总之,临床中激素的使用要秉承既能提高临床疗效缓解症状,又能最大限度降低 NS 的复发率以及其所带来的毒副作用的宗旨。

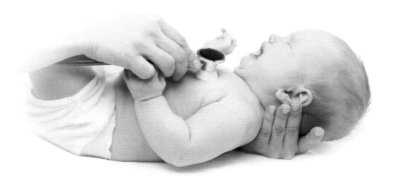

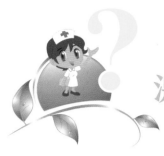

激素的不良反应

　　激素长期大量使用产生的不良反应给患儿及家长们带来很多痛苦,尤其在患儿病情好转时,考虑降低激素用量或患儿痊愈停药后而出现的药物反应以及病情的反跳。其不良反应主要包括以下八个方面:

🍀 **感染**　感染是最常见的不良反应,其可贯穿 NS 始终,大部分以呼吸道感染为主,由于长期使用激素可降低患儿的免疫抵抗力,故使感染的可能性增加,NS 的复发率也相应增高。

🍀 **糖、蛋白质及脂肪代谢异常**　长期应用可致血糖升高,甚至出现糖尿病,蛋白质分解增多,脂肪重新分布而出现向心性肥胖("满月脸、水牛背、悬垂腹"等表现)。还可抑制生长素的分泌而导致生长缓慢,易疲劳及伤口愈合困难。

🍀 **消化系统反应**　可使胃酸、胃蛋白酶分泌增加（导致患儿食欲增强），抑制胃黏液分泌，故可诱发胃及十二指肠溃疡，严重可致消化道出血、穿孔。

🍀 **心血管反应**　激素可引起高血压及动脉硬化。

🍀 **皮肤**　多毛、紫纹及皮肤变脆较为多见，青春期患儿还可见痤疮。

🍀 **精神行为**　患儿常常出现精神亢奋，易激惹，大龄儿童还可出现焦虑、抑郁等情感障碍。

🍀 **眼**　长期应用可引起眼压增高，导致青光眼、白内障等发生。

🍀 **急性肾上腺皮质功能不全**　随着长期服用外源性糖皮质激素导致本身肾上腺皮质的抑制，进而引起自身激素的分泌量减少，突然停药后，皮质不能分泌足量的激素供机体需要，特别是在应激状态下更易发生此病，临床上常表现突然发生头痛、恶心、呕吐甚至休克、低血糖昏迷等症状，有时可危及生命，所以患儿家属禁止擅自将激素加减或停药。

　　综上，合理有效的应用激素能够使 NS 患儿获得有效的缓解，也可明显减轻长期使用带来的不良反应，希望通过以上内容的介绍能让患儿家属对激素有一个更为清晰的认识，为孩子们的早日康复继续努力！！！

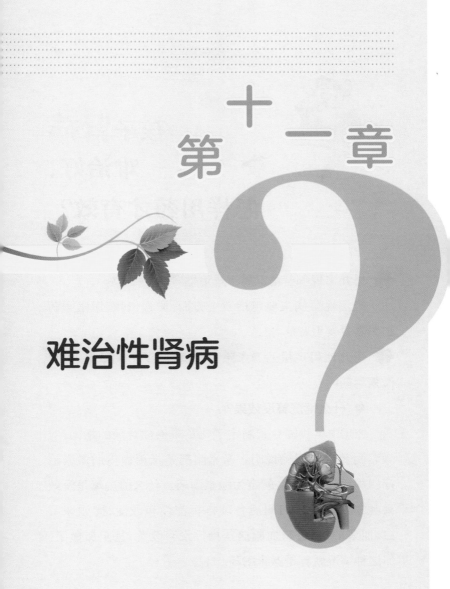

第十一章

难治性肾病

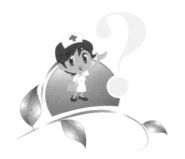

孩子**肾病**
难治好，
怎样用药才有效？

🍀 **患儿出现哪些情况属于难治性肾病？**

难治性肾病主要包括三个方面：激素依赖、激素耐药和频繁复发型肾病。

🍀 **患儿使用足量的激素治疗，疗程到了仍无效果，就是激素耐药吗？**

● **什么情况算没效果？**

2009年我国专家制定了儿童难治性肾病的指南，对激素耐药做了明确说明。激素耐药是指用糖皮质激素治疗四周后没有效果，就定为激素耐药。什么情况算是没效果呢？如果治疗四周后各项指标都没有改变，比如尿蛋白、血浆的白蛋白、血脂这些指标没有改善，甚至加重了，那这种情况就算是激素耐药。

● **怎么才算足量用药?**

怎么判断患儿是不是因为药量不够导致治疗效果不好的? 对于儿童难治性肾病,医生提倡早期、足量、**全疗程**使用糖皮质激素,儿童的激素使用剂量以泼尼松计算是每天每公斤体重 2mg,当然这个公斤体重是指"标准体重"。

比如,一个 6 岁孩子的标准体重是 20kg,得了肾病后孩子可能有胸水、腹水,一称重可能有 30kg,这时候就不能按照 30kg 来计算药量,要按照标准体重 20kg 来计算。还有一些患儿长期营养不良,导致消瘦,可能一称体重只有 15kg,这时候就要按照孩子的实际体重来计算药量,这是需要注意的地方。其他药物比如他克莫司、环孢素等,除了可以根据每公斤体重来计算药物是否足量以外,还可以根据血液中的药物浓度来监控是否达到有效的药量。

● 疗程到了没效果,会不会是药效慢? 要不要再试一两周看看有没有效果?

在用时问题上,要提醒家长多一些耐心,一般要观察四周。有些家长用了激素一两周看尿蛋白没转阴、水肿没有减轻,就着急换药是不可取的。观察到四周后,医生会根据孩子的情况评估是否需要更换药物。经过临床统计,确实有 10% 的患者使用激素 4~8 周才能够起效,但是医生不能让其他 90% 的孩子都延长治疗,来确保这 10% 的孩子病情得到缓解。所以临床上如果用激素四周后没有缓解,医生就会调整药量。当然,经验丰富的大夫会根据每个孩子的病情判断他是否需要延长疗程观察其效果。

🍀 哪些原因会导致孩子出现激素耐药? 只要规律用药,就不会出现激素耐药吗?

规律用药可以减少激素耐药出现的几率,这是肯定的,但是仍然有一部分患儿会出现激素耐药。因为激素耐药受多方面因素影响。比如遗传因素、特殊病理类型的肾病等。大多数儿童肾病都是微小病变型,80%~90% 的患儿用激素治疗有效,非微小病变型肾病的患儿出现激素耐药的比例要高一些。此外,如果孩子有激素代谢异常和信号转导调节异常等情况,都会更容易出现耐药。

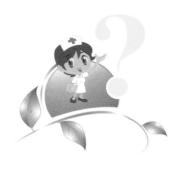

肾病患儿
出现激素耐药，
该怎么调药？

🍀 孩子出现了激素耐药该怎么办？有医生建议做肾穿刺检查，要做吗？有啥用？

孩子出现激素耐药，家长千万不要放弃，激素耐药也是有办法治疗的。最新的治疗指南指出，激素耐药后，可以用大剂量的甲泼尼龙冲击治疗，每天每公斤体重用15~30mg，坚持用三天是一个疗程。笔者在全国多个治疗中心做了调研，研究结果发现采取激素冲击治疗后，有47%的激素耐药患者病情能够缓解，或者出现尿蛋白转阴的情况，这说明激素冲击治疗是有效的。

激素冲击治疗后，如果尿蛋白能够转阴，就跟对激素敏感的患儿一样，一步步进行规律地减药。如果冲击治疗后两周，尿蛋白仍然没有转阴，那说明患儿是真正的激素耐药。此时,建议做肾脏活检,明确肾病的病理类型和疾病的轻重程度,以便调整治疗方案,同时也可以评估治疗的长远效果。有些家长对肾脏活检有些忌讳和担心,从目前国内的肾脏穿刺情况看,这项检查还是十分安全的。

🍀 **患儿出现了激素耐药,用激素治疗还会有效果吗?**

大剂量甲泼尼龙冲击治疗,有 47% 的患者能够得到缓解,这个比例是非常高的。为什么正常量的激素没有效果,冲击剂量的激素会有效? 这是因为不同剂量的激素方案作用途径不一样。就好像是从南京来北京,目的都是北京,但我可以坐火车,也可以坐飞机。每天每公斤体重2mg 激素用量,就像是坐火车慢一点,如果有效就继续用。如果没效果就改坐飞机,用十倍左右剂量的甲泼尼龙冲击治疗,可能就会达到很好的治疗效果,其根本原因是发挥作用途径是不同的。

🍀 **如果激素调整药量后,孩子蛋白尿、水肿等症状还没消,用不用等几天看药物是否起效?**

前面我们讲过,甲泼尼龙冲击治疗需要三天,接下来改成常规剂量激素治疗 11 天,也就是每天每公斤体重2mg,这样一共两周的时间,加上前面的四周治疗一共是六周。如果此时尿蛋白没有转阴、水肿仍然没有消退,就必须加用免疫制剂了。

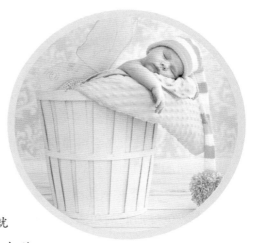

那么免疫抑制剂是单独使用还是多种药物联合使用？总体的治疗原则是:如果一种药物能解决问题,就单独使用,如果这种药物过了起效的时间窗还没有效果,就要两种甚至三种药物一起使用。所谓药物时间窗,其实就是药物起效的时间,每个药物起效的时间不一样。比如他克莫司是3个月,也就是患者用了他克莫司以后要观察3个月,不能刚刚用他克莫司一两周没效果就换药,可能是药物起效的时间窗没到,3个月以后如果没效果才会考虑加用其他的免疫抑制剂。

❋ 治疗儿童肾病的免疫抑制剂有哪些？激素耐药患儿选择哪种免疫抑制剂比较好、副作用小？

治疗儿童肾病的免疫抑制剂主要分两大类:非生物制剂和生物制剂。比如他克莫司、环孢素、环磷酰胺、糖皮质激素,还有中药雷公藤等等,都属于非生物制剂。生物制剂主要有利妥昔单抗,对激素依赖的患者使用效果很好。

免疫抑制剂种类那么多,该如何选择? 这个问题相对复杂,要根据不同的患者、不同的病情来选择最适合的。免疫抑制剂没有好与差的分别,比如患儿出现激素耐药,通过细胞亚群检查,发现孩子 CD_8 细胞值比较高,那么选择环磷酰胺效果会更加理想;检查 CD_4 高,或者患儿他克莫司的基因型是 33 型,这时候就建议选择他克莫司。总而言之,就是要根据不同的患者采取不同的方案。

🍀 **免疫抑制剂和激素怎么服用? 一般用多久后各项指标能够正常?**

为了减轻药物对胃肠道的刺激症状,一般建议糖皮质激素在饭后半小时服用。不同的免疫抑制剂,服用要求差别很大,像他克莫司一般建议空腹服用,在餐前一小时或者餐后两小时。具体每种免疫抑制剂的使用方法要咨询儿童肾病专科医生,还要根据血液中药物的浓度不断调整。

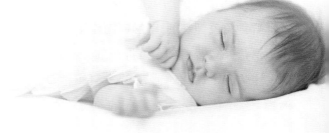

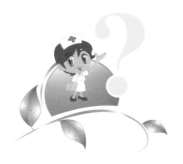

肾病患儿
出现激素依赖，
该怎么调药？

❀ **孩子出现哪些情况属于激素依赖？激素减量阶段，尿蛋白出现 3+，就是激素依赖吗？**

激素依赖的前提是患儿对激素治疗敏感，也就是说用激素是有效的。如果患儿在激素减量或者停药后，两个礼拜以内尿蛋白又出现加号，并且连续发生两次，就认为患儿激素依赖。如果只出现了一次这种情况，还不能称为激素依赖。

❀ **哪些原因容易造成孩子激素依赖？是因为用量太大了吗？是因为用得太久吗？**

激素用量大、用药时间长是导致激素依赖的原因之一。引起激素依赖的因素主要有两方面：一是生物因素，二是生理因素。生物因素是指外源性的糖皮质激素，每天每公斤体重 2mg 的激素进入体内，会抑制自身的肾上腺皮质产生糖皮质激素，容易产生药物依赖。第二，生理因素是指自身的肾上腺皮质萎缩后，身体就会依赖外源性激素，当机体慢慢适应了这种状态，一旦外源性激素的剂量减少或者停药，就会出现临床症状。

出现激素依赖，激素就要一直吃下去、无法停药了吗？

孩子出现激素依赖，就无法停药了吗？既然激素有效，能不能一直吃下去？这是家长们最常见的两种极端想法。出现激素依赖，还要继续吃激素，这是肯定的，但不是就这么一直吃下去，要调整用药方案。出现激素依赖后，要加用免疫抑制剂来阻断激素依赖的情况。另外，激素也不可以一直吃下去，因为会出现副作用，并且停药后仍然会复发。家长们也都了解，儿童肾病每复发一次，肾脏的损害就会加重一次。所以，必须通过其他药物来改变激素

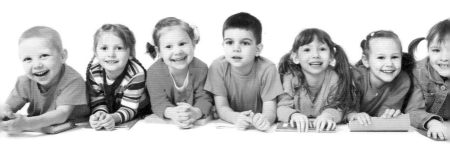

依赖的现状。

🍀 **哪些情况下需要选择激素冲击疗法？效果如何？副作用会不会特别大？**

激素冲击疗法就是用大剂量的甲泼尼龙治疗，每天每公斤体重 15~30mg，每天用一次，三天一个疗程。指南指出，冲击治疗的最大剂量不能超过 1g，南京军区南京总医院儿童肾脏诊疗中心建议最大剂量不超过 500mg，目的是减少并发症的发生。激素依赖、激素复发和激素耐药都可以采用冲击疗法，前两种情况效果更好一些。既然是大剂量的激素冲击治疗，副作用自然要大一些。医生会严格评估患儿是否适合采取冲击治疗，防止并发症的出现。比如患儿有没有高血压、眼压高、感染等情况，如果有，就把这些情况控制好以后，再考虑进行冲击治疗。

🍀 **出现了激素依赖，可以直接换用免疫抑制剂吗？可以换用中药吗？**

出现激素依赖，除了改变激素的使用方法，更换激素的种类也会有比较好的效果。比如平时用泼尼松，出现复发后可以选用甲基化的泼尼松。正常情况下，泼尼松进入体内要经过肝脏等器官进行甲基化，才能发挥作用，如果在减药阶段出现复发，可以更换甲基化之后的泼尼松，不需要经过甲基化就能发挥作用，可能会取得更好的效果。

那么,出现激素依赖后能不能不用激素,直接换免疫抑制剂呢?原则上,一种药物能解决问题的时候,就不要换第二种药物。所以,首先考虑更换激素的种类,如果换了激素种类有效果,那就继续使用;如果没有效果,肯定要加用免疫抑制剂。加用免疫抑制剂的时候可以选择一些中药,但是中药成分比较复杂,建议家长咨询正规儿童肾病专科医生,服用一些对肾脏没有损害或者损害小的中药,服药期间定期监测肾小管和肾脏功能,一旦出现问题及时评估是不是跟药物相关,及时采取应对措施。

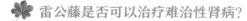 **雷公藤是否可以治疗难治性肾病?**

雷公藤是我国治疗肾病非常有效的广谱免疫抑制剂,在成人患者中使用非常广泛,儿童肾病早期效果也非常好,并且价格低廉。但是,2013年国家食品药品监督管理总局修订了雷公藤多苷片的说明书,明确指出禁止儿童使用雷公藤多苷片,也就是说18岁以下的患者禁用。那么各位家长可能有些疑问,既然禁止使用为什么还有医生在使用雷公藤?首先,过去十几年,在儿童肾病早期使用雷公藤治疗效果都非常好,并且价格便宜。其次,国家禁止儿童使用雷公藤是因为它对性腺有影响,但其他药物比如环磷酰胺同样对性腺有影响,在充分评估患儿病情、剂量

适当的前提下,医生会考虑使用雷公藤(但不推荐使用)。在使用过程中,医生也会重点关注孩子的病情变化和肾脏功能。

🍀 加用了免疫抑制剂,激素就能慢慢减量了吗?

　　总体来说,病情好转后两种药物都要逐渐减量,最后建议先停激素再停免疫抑制剂。一般激素停药后 3~6 个月再停免疫抑制剂。

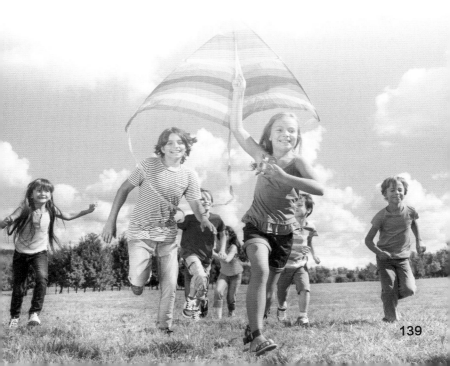

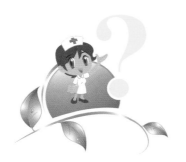

肾病患儿激素依赖，调药期间注意五件事

🍀 **调药期间是不是要更频繁地监测尿蛋白？调药后多久尿蛋白能转阴？**

在南京军区南京总医院，医生会教会所有住院和门诊患儿家长如何监测尿蛋白，一般会教一些简单的测量方法，在家就能自己操作观察，经济实惠，相比去医院检查要少很多繁琐的手续。医生也可以根据家长测量的尿蛋白变化情况，来监测评估患儿的恢复情况。总体来说，建议患儿出院以后，如能够学会在家检测，在疾病刚刚恢复的过程中，最好每天监测。尿蛋白恢复正常以后的前3个月，每周监测一次，之后每两周监测一次。不同患者、不同药物起效时间是不一样的，家长要定期观察尿蛋白的变化，监测药物是否起作用了，以及是否有副作用。

✿ **加用免疫制剂后尿蛋白已经没了,但激素一减量尿蛋白又再次出现,该怎么办?是不是用免疫抑制剂没用?要换药吗?**

临床上确实有很多孩子会出现这种情况,免疫抑制剂也会出现依赖,药物减量的时候就出现复发。此时可以恢复免疫抑制剂的用量,或者根据情况更换免疫抑制剂或联合其他免疫抑制剂。

✿ **使用这两种药物期间,能不能服用一些增强免疫力的药物?**

很多家长问:在使用激素或者免疫抑制剂的时候,孩子的免疫力都非常低,能不能用一些增强免疫力的药物?又担心用了增强免疫力的药物会和激素或免疫抑制剂的作用相互抵消。确实,从表面上看,两种药物的作用是相互抵消的。但是,免疫抑制剂和增强剂都是免疫调节剂,医生会根据患者的情况适当选择,目的是让身体的免疫状况选用免疫增强剂如槐杞黄颗粒、免疫灵等,达到一个平衡状态。

✿ **肾病患儿一般需要长期治疗,您对这些患儿家长有什么要嘱咐的?**

出院时,医生会详细交代患儿在日常生活中的注意事项。儿童肾病是需要长期治疗的,一般都要治疗 1~2 年左右,希望家长对疾病有足够的认识,做好长期治疗的准备。

同时可以学习肾病知识,方便更好地配合治疗。

其次,国内外儿童难治性肾病的治愈率都比较低,容易复发。希望各位家长不要盲目相信一些打着"专治肾病"旗号的招牌医院,听信祖传秘方盲目用药。确实有些偏方含有一些激素成分,用药之后表面上尿蛋白和水肿都消失了,但这些偏方往往都是只求暂时的疗效,不考虑长久的治疗,一旦减量就会频繁复发,加重肾脏的损伤。所以,还是建议家长选择正规医院的儿童肾病专科,进行长期系统的用药,这才是真正地对孩子负责,为孩子着想。

此外,生活上注意预防感染也是十分重要的。感染是导致肾病复发的主要原因之一,患儿应该尽量少去容易感染的高危场所。比如家里有人感冒,尽量和孩子分开,在不同的房间居住,房间每天都要消毒。有些家长问,孩子能不能上幼儿园? 从医生的角度还是建议等到疾病恢复阶段再去上学,融入集体也能够让孩子的心理健康成长。

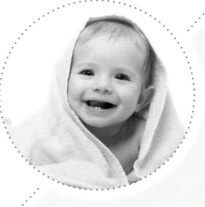

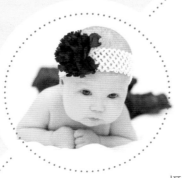

但是要提醒各位家长，如果学校里有孩子出现感冒等情况，要尽快让孩子远离。同时注意避免剧烈运动，饮食上以低盐低脂优质蛋白为主，具体蛋白质的摄入量要咨询医生。

最后还要强调一点，定期到儿童肾病专科医院进行复诊是十分重要的。很多家长看孩子尿蛋白正常了，以为在家吃吃药就行了，长期不到医院复查，这是十分危险的。曾经有一个患者，药物减量半年多甚至快一年没有来医院复查，孩子一下子出现了昏迷。导致这种情况的因素很多，比如电解质失衡、低钠、低钾、低钙或者低血糖、高血糖等，只有定期复查才能及时发现这些危险因素，及时采取应对措施。

❈ **如何长期和夏正坤教授保持联系？这样做的意义在哪里？**

夏正坤教授十分愿意为患者服务，能够解答患者的疑惑也是夏教授最大的心愿。现在，国内儿童肾脏病专科医院也非常多，遇到问题时建议家长先到当地的儿童肾脏病专科医院进行检查和治疗,有些无法解答的问题可以联系夏正坤教授。在搜索引擎输入"夏正坤"就能看到夏正坤教授的好大夫在线个人网站,夏正坤教授的好大夫在线网站都是他本人亲自回复,有时候白天事情比较多,最迟晚上零点也会回复当天的咨询。希望各位家长多一些耐心等待,医生和患者长期保持联络,这样患者病情发生变化时可以及时咨询,寻求解决方案,也方便医生监督患者的病情。

夏正坤教授希望能够与患者保持良好沟通,为患儿制定合适的治疗方案,尽可能地减少肾病复发,希望所有孩子都能达到理想的治疗效果,孩子的康复是夏正坤教授最大的希望。

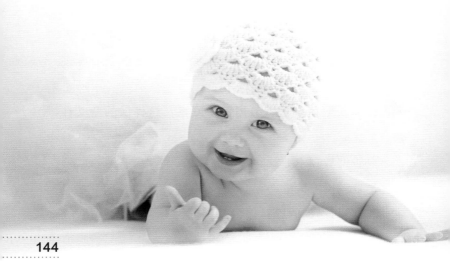

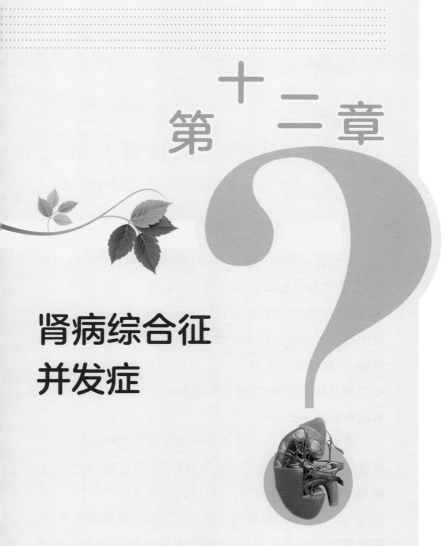

第十二章

肾病综合征
并发症

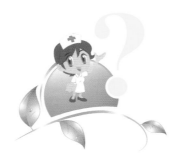

肾病综合征
血栓并发症之
"简介"

前面我们了解到肾病综合征患者普遍存在血液高凝状态,在疾病不能得到很好控制的前提下,加之导致血液高凝加重的因素不断刺激,往往会导致血栓的发生。血栓是流动的血液在血管或心腔内发生凝固,形成血凝块堵塞管腔,这会导致血流明显减少,甚至完全中断的一组疾病。栓塞通常指血栓栓塞,是已形成的血栓脱落,顺血流堵塞其他重要脏器血管的综合征。

通常认为,静脉血栓在肾病综合征患儿中最为常见,其受累部位散见于肾静脉、颅内静脉、门静脉、肠系膜静脉和下腔静脉。其中,尤以肾静脉血栓发生率最高,约占10%~40%。肺动脉栓塞常常由于静脉栓子脱落导致,其临床表现最缺乏特异性,一旦发生将严重影响患儿生活质量及预后,甚者危及生命。在临床中,根据儿童肾病病理类型,常将肾病综合征分为微小病变型、系膜增生性肾小球肾炎、膜增生性肾小球肾炎、膜性肾病及局灶节段肾小球硬化五大类,其中,膜性肾病型肾病综合征合并血栓、栓塞的发病率明显高于其他类型。

血栓、栓塞事件在健康儿童中的发生率明显低于成人,但在某些疾病状态如肾病综合征患儿中却并不少见。根据其发生部位及梗阻程度等因素不同,临床表现差别很大。轻者无任何的不适表现和阳性体征,但严重时,患儿可能突然出现肢体缺血坏死、呼吸困难、抽搐、晕厥、休克,甚至猝死。因此,有效预防、早期诊断对改善患儿的预后至关重要。随后的文章中我们将向您介绍血栓发生时的典型临床症状,以帮助患儿及早确诊进而得到尽快的治疗。

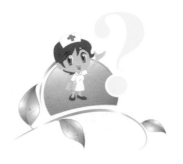

肾病综合征
血栓并发症之
"诊断"

　　临床中，由于血栓疾病起病隐匿且发展缓慢，早期往往容易被忽视，而最终产生严重后果，如肢体功能障碍、肾功能迅速恶化甚至危及生命。因此，能否及时诊断血栓疾病对于改善患儿预后起着至关重要的作用。

　　血栓栓塞依据部位不同而具有不同的临床症状，肾病综合征患儿中肾静脉血栓(RVT)、颅内静脉血栓(CVT)、肢体深静脉血栓(肢体 DVT)及肺栓塞最为常见，下面我们将介绍以上四种血栓栓塞的主要临床表现：

　　肾静脉血栓　可发生在单侧或双侧，尤其左肾静脉。典型的临床表现可有剧烈的肋腹痛，肋脊角压痛；蛋白尿突然加重；肉眼血尿；肾功能减退；部分患者症状轻微，如肾区隐痛，肿胀。

🍀 **颅内静脉血栓**　典型表现以头痛、高颅内压、癫痫、意识改变为主,有些患儿还可出现双眼视力明显减退等不典型症状。

🍀 **肢体深静脉血栓**　常见部位有股静脉。最常见的临床表现是一侧肢体突然肿胀,轻者仅局部胀痛,站立时症状加重;重者则局部疼痛明显,行走困难。体检可见双下肢不对称性水肿,同时伴有压痛及浅表静脉曲张,皮肤僵硬和色素沉着等。

🍀 **肺动脉栓塞**　80% 的栓子来源于肾静脉和下肢静脉。多数患者起病时无临床表现,有的患者可见胸痛、咯血、呼吸困难三联征,严重者可出现休克、呼吸困难,甚至心脏骤停。

　　在临床中,除了单一部位的血栓形成,往往同时合并一个或两个其他部位的血栓栓塞症状,通过对以上内容的了解,希望家长在患儿出院期间能及早发现症状,早期得到治疗,改善预后。

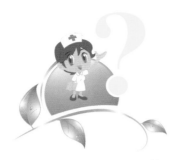

肾病综合征
并发症之
"血栓形成知多少"

肾病综合征(NS)在儿童肾脏疾病中十分常见,而高凝状态和血栓栓塞是 NS 患儿继感染之后的重要并发症,其中,血液高凝状态的形成是血栓发生的前提,因此,重视早期预防高凝状态的持续是防止血栓栓塞事件发生的重要环节。NS 患儿血液高凝状态的形成主要与以下几点因素有关:

● NS 患儿由于低蛋白血症而造成血容量不足,血液浓缩并使肝脏合成脂蛋白、纤维蛋白原及多种凝血因子反应性增多,从而导致继发性高脂血症,血液黏稠度进一步增加,从而造成血液高凝状态。

● 有大量证据表明 NS 患儿的血小板存在功能异常,表现为血小板转运至血管壁的能力增强并增加血小板黏附性,另外,NS 患儿血液中存在的一些物质还可提高血小板超聚合力,这些功能异常共同导致高凝状态发生。

● 抗凝血酶Ⅲ是血液中一种极为重要的抗凝物质,由于其相对分子质量极小,常常随 NS 患儿的大量蛋白尿而流失体外,加之血管内凝血作用的增强使抗凝血酶Ⅲ加速消耗,从而无法有效抑制体内凝血酶作用,导致机体高凝状态的产生。

● NS 患儿的临床用药也常常导致血液高凝状态的进一步加重。临床上由于肾病患儿起病水肿明显,有些患儿常常少尿甚至无尿,为防止急性肾损伤及高血压脑病等并发症的发生,在临床中多常使用利尿剂帮助患者排尿。而利尿剂的使用也可导致血容量进一步减少,从而促进高凝;同时,糖皮质激素是治疗 NS 的首选用药,但它就像是一把双刃剑,可引起血液中血小板数目迅速上升,导致高凝。

在接下来的篇章中我们将带您了解 NS 患儿血栓栓塞并发症的一些基本知识,希望帮助家长在肾病儿童日常护理中及早发现问题,为提高患儿生存质量带来一定的指导价值。

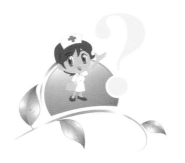

肾病综合征
血栓并发症之
"治疗与预防"

　　目前临床上单纯依靠症状表现不易明确诊断血栓栓塞,往往同时需要临床实验室检查,其主要包括以下几种:静脉肾盂造影、肾动脉造影、CT、核磁共振、超声、肾闪烁照相术、数字减影血管造影。其中,尤以CT、核磁共振检查目前应用最广泛、人体损伤小及临床报道多。此外,血气分析、D-二聚体、凝血功能对诊断均有不同程度的帮助。

　　在诊断血栓时,应做到尽早行核磁共振等检验检查联合确诊,于危笃病情中拯救患儿生命。

　　肾病综合征患儿一旦被确诊为血栓形成,临床上的处理措施主要为:治疗原发病;适度活动,减少卧床时间;降脂;尽量避免反复大剂量使用利尿剂等;同时予以抗凝及溶栓治疗。正所谓"上医治未病",临床血栓形成后,即使可被及早发现,经过系列治疗后常给患者带来较大损伤,也让患儿家长再次承受一定的经济及心理负担。所以临床中,要积极预防血栓形成,鉴于此,我们提出以下几点建议和大家共同分享:

❀ **定期检测患儿血液指标**　许多研究资料证实,当 NS 患儿血浆白蛋白低于 20g/L 时几乎都呈高凝状态,家属宜及时发现,而在此时加用抗凝类药物预防可达到较好效果。

❀ **适当的活动与锻炼**　适当的活动与锻炼不仅可以促进四肢的血液循环,还可以使人心情舒畅。对病情轻的患儿多鼓励下床,而对水肿严重者需卧床休息,但家属要多于床上帮助患儿翻身、拍背和做四肢的主动活动。

❀ **严格按照医嘱**　患儿家长要严格按照医嘱服用激素,对水肿严重患儿禁止随意私自应用利尿剂,防治脱水而导致容量不足,加重血液浓缩;同时也要意识到腹泻等疾病也会导致脱水的发生,宜及早至医院就诊。

　　血栓形成是 NS 的常见严重并发症,一旦出现栓塞事件,近期可影响疾病治疗效果,远期可严重影响患儿生活质量。经过近几期对血栓栓塞疾病的学习希望能给广大患儿家长带来一个较为清晰的认识,为孩子的健康保驾护航。

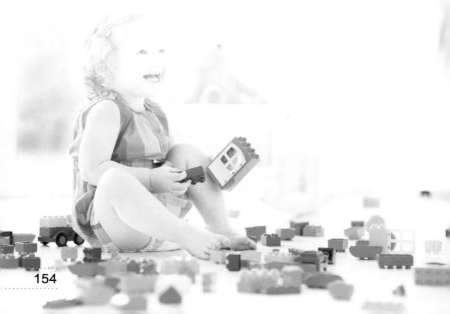

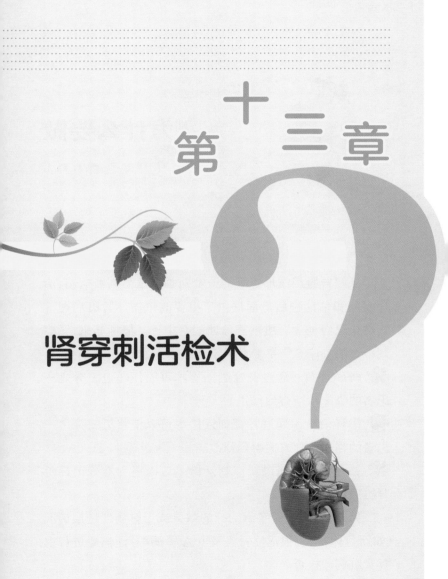

第十三章

肾穿刺活检术

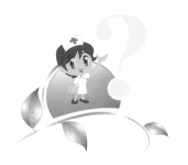

为什么要做
肾穿刺?

　　了解肾脏组织形态学的改变对临床医生判断病情、治疗疾病和估计预后方面提供了重要的依据。肾脏病理检查结果已经成为肾脏疾病诊断的金指标。概括起来,肾穿刺检查的临床意义主要有以下几点:

　🍀 **明确诊断**　通过肾穿刺活检术可以使超过三分之一患者的临床诊断得到修正。

　🍀 **指导治疗**　通过肾穿刺活检术可以使将近三分之一患者的临床治疗方案得到修改。

　🍀 **估计预后**　通过肾穿刺活检术可以更为准确地评价肾脏病患者的预后。

　　另外,有时为了了解治疗的效果或了解病理进展情况(如新月体肾炎、狼疮性肾炎及 IgA 肾病等)还需要进行重复肾脏病理检查。

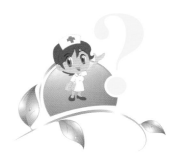

孩子要做
肾穿刺时
家长必须要清楚的事

很多家长一听医生建议自己孩子做肾穿刺时,脸色煞白,满心担忧,一不知"肾穿刺"为何物,二不知局麻还是全麻,三不知孩子会否痛苦,四不知将来是否影响生育,五不知会有哪些后遗症,因此有些家长会产生抗拒心理,不愿意行肾穿刺,甚至耽误孩子的治疗。今天,笔者就为大家揭开肾穿刺的"神秘面纱"。

肾穿刺的目的是从肾脏上取得一点点肾组织,用来做光学显微镜(光镜)及电子显微镜(电镜)下的观察,从而更清楚地诊断肾脏疾病,也就是要得到肾脏病的"病理诊断"。家长最常问的就是"为什么要做肾穿刺啊? 我们的孩子不是诊断明确了吗? 为什么还要做肾穿刺? "这个问题我们不如来举例说明:一个患儿有典型的皮疹、关节痛、腹痛及血尿、蛋白尿等，医生就可以诊断"过敏性紫癜性肾炎"了，但这只是"临床诊断"，要想了解紫癜性肾炎的严重程度，最好还是要做肾穿刺，获得过敏性紫癜肾炎的"病理诊断"，有了肾脏病的病理诊断，才能更好地指导医生选择更合适的治疗方案。

那么肾穿刺又是怎么做的呢？我们目前采用的大多是在彩色B超引导下行肾穿刺活检术，先用B超测定出患儿右肾下端的位置、距离皮肤的深浅、进针的方向、肾脏的活动度等，穿刺过程中肾脏的位置和穿刺针都可以在B超屏幕清晰地看得见，待一切准备妥当，医生会快速按下穿刺针，自肾脏取出一条细小的肾组织。

那么肾穿刺的时候孩子会很疼吗？一般来说，在进针前会先麻醉，若患儿很配合，可采用局麻，就像打皮试针那样，但远没有打皮试针痛，而且痛的时间很短暂，因为马上就推注麻药了，以后在肾穿刺过程中就不会感到疼痛了。若是患儿不太合作，就会采用"全麻"，但麻醉程度很浅，只需要患儿"熟睡"就可以了，等操作完成后患儿可以很快转醒。

不知从何时开始，家长圈中流行着一种"做肾穿刺会导致不孕不育"的说法，一位爸爸，年近不惑，吧嗒了几口烟，犹豫良久，终于开口和我讲了实话："孩子这是腰子病，本来腰子就不好,再戳一针,这腰子就更不好喽,将来还能生孩子吗? 我还指望抱孙子嘞。"听完,我哭笑不得。其实,这种说法是错误的。一方面,孩子将来的生育功能和肾脏的关系不大,另一方面,肾穿刺只是一种微创针穿刺术,无需开刀,整个穿刺过程都在 B 超引导下,取得的肾组织很少,肾脏自身的止血及修复功能很强,因此,肾穿刺一般是很安全的,不必过分担心。一般卧床休息 24 小时后就可以下地走动了。

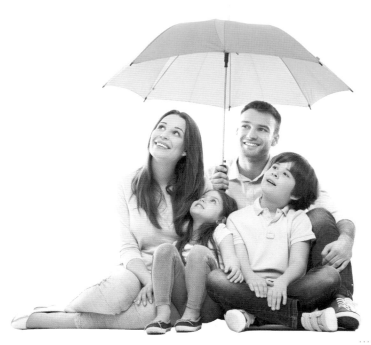

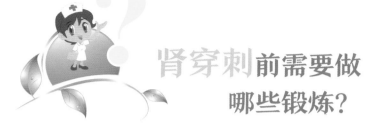

肾穿刺前需要做哪些锻炼?

🍀 **呼吸训练** 患者憋气 10~20 秒。有利于肾穿刺时不易移位。术前 3 天开始训练,家长需督促每天坚持训练。

🍀 **床上训练排尿** 由于术后要求绝对卧床 24 小时,因此术前 3 天定时放便盆让患儿在床上排尿排便。

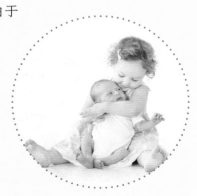

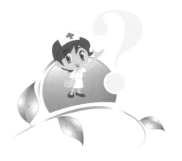

全麻前饮食需注意哪些？

全麻手术时,患儿需禁食、禁饮。

🍀 **清饮料** 清饮料包括清水、糖水及各种无渣的果汁饮料,还包括碳酸饮料、清茶和黑咖啡(不加奶)。所有饮料均不含酒精。建议术前禁饮清饮料 2 小时。

🍀 **母乳** 建议术前禁食母乳 4 小时。

🍀 **配方奶与牛奶** 建议术前禁食配方奶与牛奶 6 小时。

🍀 **固体食物** 建议术前禁食固体食物 8 小时。

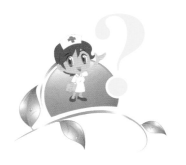

肾穿后需要注意哪些?

🍀 一般情况下绝对卧床 24 小时,术后 24 小时无血尿及其他不适,可以下床轻微活动,避免剧烈活动。

🍀 术后 3 周内禁止剧烈运动或重体力劳动。

🍀 鼓励孩子多喝水。

🍀 平时不吃生冷辛辣等刺激性食物。

🍀 伤口三天内不碰水。

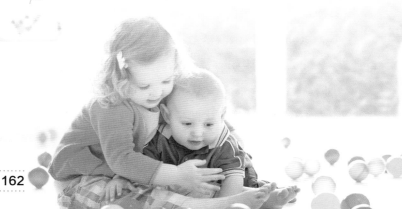

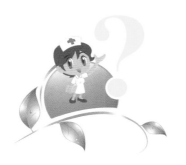

肾穿刺
术后护理

　　由于肾脏疾病的种类繁多,病因及发病机制复杂,许多肾脏疾病的临床表现与肾脏的组织学改变并不完全一致。比如,临床表现为肾病综合征,病理可以呈现为微小病变、轻微病变、轻度系膜增生、膜性肾病、膜增生性肾炎、局灶节段硬化等多种改变,其治疗方案及病情的发展结果也差别极大,所以做肾脏穿刺以明确病理诊断在这个时候就很有必要,本文将为大家介绍一下,患儿肾穿刺后,家长需要从以下几方面给予护理:

　　● 患儿在肾脏穿刺术后24小时内需卧床,6小时后如血压、尿色正常,可在床上自行翻身或在他人协助下翻身,无肉眼血尿及腰痛者24小时后可下床活动,但2~3天内勿活动过度。

● 术后经常询问患儿的感觉,注意观察患儿尿量、尿色和尿的性状;观察有无并发症发生,如穿刺点局部有无渗血,患儿有无腰痛、腹痛、血尿、肾周围血肿等。如发现异常情况,家长要将情况及时报告医生,以便给予处理。

● 患儿需多喝水,一般每天不少于 1000ml,有利于尿路中小血块排出。给予患儿易消化食物,防止呕吐和腹胀。

● 患儿在不能下床活动时,要协助和鼓励患儿在床上排便,防止尿潴留,一旦发生尿潴留,应行导尿术。

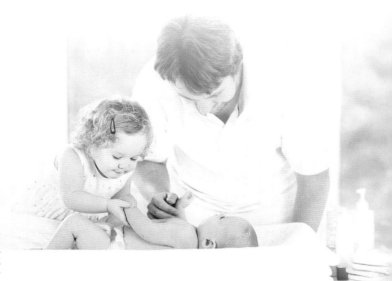

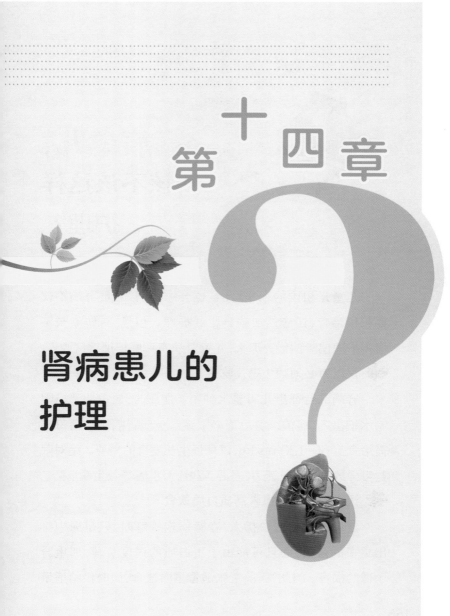

第十四章

肾病患儿的护理

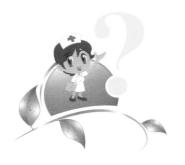

肾病患儿，该不该这样护理？

儿童是祖国的未来，儿童也会患肾病，儿童肾病不仅要积极治疗，还应该加强日常的护理。但是，有些家长不懂得护理偏听偏信。那么，儿童肾病有哪些护理误区呢？

误以为必须禁止患儿吃盐

肾病综合征患儿明显水肿和高血压时，应短期严格限制水钠摄入，病情缓解后不必限盐。一般肾病活动期每日需给食盐 60~120mg/kg，以保证生长发育的需要。绝对限盐可导致患儿疲乏无力、恶心、呕吐，严重者导致生命危险。

误以为患儿应摄入高质白质饮食

过多的食物蛋白摄入，在肾病未缓解时，只是尿中排出更多的蛋白，而且可能由于蛋白质的过度负荷，加重肾小球的损害。因此，目前主张适量蛋白饮食，同时供给适量

的能量。一般肾功能正常的
肾病患儿,鉴于尿中长期
丢失大量蛋白及小儿生
长发育的需要,膳食中
蛋白质的摄入量宜占每
日总热量的 8%~10%,
或每天 1.0~1.5g/ 公斤
体重。伴有肾功能不全者宜减

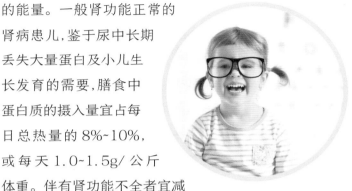

至每天 0.5~1.0g/ 公斤体重。蛋白质以优质蛋白(乳、鱼、
蛋、禽、牛肉等) 为宜。三餐中蛋白质量的分配应重点放在
晚餐。此外,在应用皮质激素治疗过程中,患儿食欲异常
亢进,往往过度摄食致体重猛增,可能发现肝大、脂肪肝。
对这些患儿热量摄入应适当控制。

❀ **误以为患儿应常规预防性使用抗生素**

感染是肾病综合征发病的诱因,也是肾病综合征的
常见并发症。一旦发生感染,包括感冒、腹泻等,必须积
极及时治疗,否则可能引起感染扩散或使肾病综合征加
重。因此,多数家长为了防止患儿感染,经常预防性使用
抗生素。殊不知,肾病病人本身免疫力低,再加上服用激
素,若再长期使用抗生素,则容易导致耐药菌株的产生及
发生菌群失调、二重感染。所以,不主张肾病患儿预防性

使用各种抗生素。

 误以为西药不能彻底根治肾病,而盲目滥用中药

　　绝大多数肾病综合征患儿应用激素时加用一些中成药,可以减轻激素副作用,巩固疗效,防治复发。但值得注意的是,不能盲目崇拜而滥用中药。近年来有关中草药引起肾病的报道越来越多,如马兜铃酸肾病。我国的中成药如龙胆泻肝丸、八正合剂等均含有马兜铃酸,患儿应用后,可出现肾间质纤维化,部分病人短期内进展到肾功能衰竭、尿毒症阶段。所以,在使用中药时请尽量于正规医院就诊,保证药物服用的正确性与安全性。

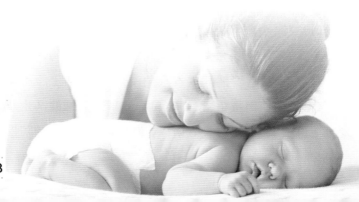

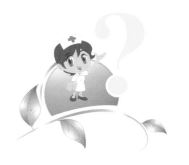

肾病患儿到底能不能上学?

自古至今,世人都认为:"万般皆下品,唯有读书高"。上学,成了所有孩子必经的头等大事。每个做父母的都希望自己的孩子可以成龙成凤,好好学习,将来可以成就一番事业。如今孩子突然得了肾病,这治病养身自是变成头等大事,可是,上学读书,也变成让许多家长困惑的难题。

其实,对待这个问题,比较科学的是实行生活治理分级标准:

● 肾脏病变活动期或急性期需接受住院治疗者(例如周身水肿伴有大量蛋白尿的肾病综合征患儿、四肢关节疼痛或腹痛明显的紫癜患儿、系统性红斑狼疮活动期及出现其他严重并发症的患儿等),需要相对卧床休息,不能参加学习及一切文体、社会活动。

● 肾脏病变仍有活动性,但已经处于恢复阶段,可接受教室学习,但时间不可太长,体育活动及社会文化活动均不能参加。

● 肾病患儿停药后病情处于缓解中,可接受教室学习,也可以从事轻度体育活动、文化活动,但活动量需逐渐增加,不可太快。

● 肾病患儿停药后病情处于长期缓解中,但运动后尿液仍有改变者,应防止剧烈运动及长时间体育活动。

● 肾病患儿停药后病情长期处于缓解中,运动后尿液中也无变化者,可与健康儿童从事同样正常活动,但仍然需要定期监测尿液。

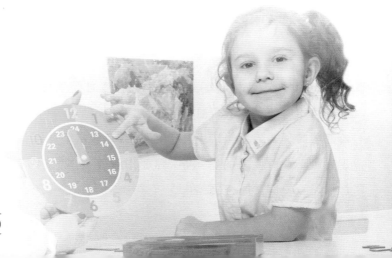

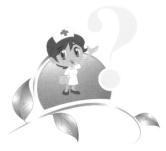

肾病患儿能吃豆制品吗?

在肾病患儿的家长圈中一直流传着一种说法，那就是得了肾病的孩子不能吃大豆和豆制品，其实，这种说法是片面的。

首先，各位家长需要明白的有两点:

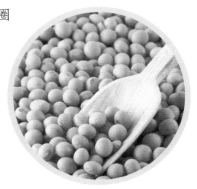

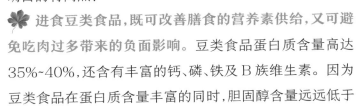

进食豆类食品，既可改善膳食的营养素供给，又可避免吃肉过多带来的负面影响。豆类食品蛋白质含量高达35%~40%，还含有丰富的钙、磷、铁及 B 族维生素。因为豆类食品在蛋白质含量丰富的同时，胆固醇含量远远低于鱼、肉、蛋、奶。而且豆类食品富含亚油酸和磷脂。

❀ **肾脏病患者的饮食应该控制蛋白质的总量摄入,且动物蛋白与植物蛋白食品应搭配食用。**黄豆、大的青豆和黑豆等是优质蛋白,分解产生的是必需氨基酸,是机体合成代谢所必需的。

由于肾病患儿在病程中往往会丢失大量的蛋白质,体内会发生蛋白质不足现象,故应从饮食中给予补充。肾病综合征患儿的饮食需要补充足够的蛋白质,如豆制品、鱼、瘦肉、家禽等,这种方法称之为优质高蛋白饮食。

但是,值得各位家长注意的是,豆制品虽好,但是其中含嘌呤高及含氮高,在肾脏病患儿进展至肾功能不全时(如血液中尿素氮升高至一定程度时),其体内代谢产物不能及时排出,对肾功能有负面影响,此时便应控制蛋白质的进食量,尽量选择优质动物蛋白,如动物肉类、牛奶、鸡蛋等,不吃黄豆、花生等植物蛋白。这种控制蛋白进食量的治疗方法,称之为优质低蛋白饮食。

综上所述,肾病患儿可以吃豆类及豆制品,但不可过频,以一周两次为宜。当患儿进展到肾功能不全时,则应禁食大豆及豆制品。

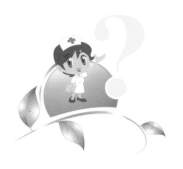

肾病患儿蔬菜怎么吃?

蔬菜是食物的主要组成部分,含有丰富的维生素C、维生素B、维生素E及矿物质。其营养丰富,且多含纤维素,有利于脂质代谢,并能促进排便,非常适合肾脏病患者。但肾脏病患者在吃蔬菜时需注意以下几点:

● 肾功能不全者最好少吃含植物蛋白高的蔬菜,如豆类(包括四季豆、豌豆、蚕豆、扁豆等)、花生、冬菇、木耳等。

● 血钾偏高者或服用保钾利尿剂螺内酯、血管紧张素系统抑制剂(卡托普利、贝那普利、福辛普利及氯沙坦等)容易出现高钾血症者,少吃含钾较高的蔬菜,如菠菜、蘑菇、榨菜、辣椒、笋、豆腐皮等。

● 蔬菜在煮、炒以前必须洗净,有条件者最好能吃绿色蔬菜。

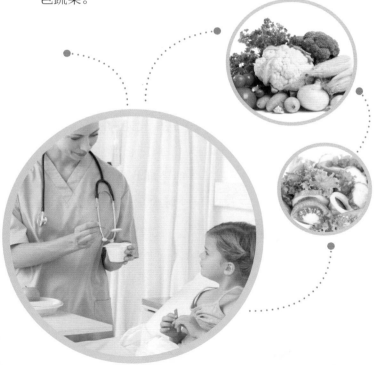

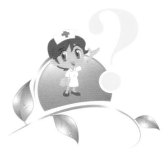

肾病患儿如何更好地预防感冒?

　　由于肾病患儿免疫功能低下,抵抗力弱,病毒性感冒之后往往继发细菌性感染,会导致肾脏疾病加重,或者复发,从而使之前的治疗功亏一篑,其实肾病患儿虽然容易患感冒,但并不是不能预防,做好以下几件小事,就可大大降低患感冒的可能性。

　　感冒高发季节少去人群集中场所　感冒高发季节肾脏病患儿尽量避免去商场、电影院等人群集中的公共场所,以免通过空气传染感冒。如确实需要到医院就诊或其他公共场所,要戴上口罩,尽量缩短停留时间。

　　阳光下勤晒衣被　衣被上有人体蒸发的汗水和油脂,是病毒良好的繁殖生长环境。在充足的阳光下,勤晒衣被,可借助阳光中的紫外线杀死病菌、病毒,另外衣被的干燥松软,也对预防感冒有好处。

🌸 **外出回来及进食前要洗手** 在日常生活中,手接触的物品最多,各种物品特别是公共场所的物品最易被细菌、病毒污染,外出回来及进食前勤洗手不仅对预防感冒有益,而且对预防其他感染性疾病也会有益。

🍀 **保持室内通风** 室内通风是减少感冒的有效途径之一,很多家长以为加强室内通风会使孩子受凉感冒,因此肾病患儿的居所经常门窗紧闭,尤其是在冬季,然而这样做会使室内空气污浊,细菌、病毒容易滋生,反而使孩子更容易感冒。经常保持室内通风,以使空气新鲜,在阳光充足和身体状况允许的情况下,适当参加户外活动,如每天散步半个小时。

🌸 **适当的耐寒训练** 适当的耐寒训练可增强对感冒的抵抗力。如果肾病患儿体质尚好,可以进行适当的耐寒训练,这种训练可从夏季开始,诸如用凉水洗手洗脸,清洗鼻孔,每天晨起呼吸凉空气等均是良好的耐寒训练方法,日久天长,体质会明显增强,感冒也会明显减少。

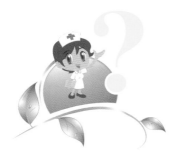

肾病患儿饮食
三大误区

误区一：只吃素菜，不吃荤菜（×）

由于对肾病患儿饮食过分强调，患儿的主食和蛋白质的摄入受到很多限制，丢失的蛋白质不能及时补充，造成机体抵抗力下降和低白蛋白血症，易加重病情，因此在肾脏病早期没有肾功能损害时，不必限制蛋白质摄入，只有当肾功能下降时才应该开始进行低蛋白饮食治疗。我们主张荤素兼顾，以满足机体对营养各种需求，忌油腻，限制高胆固醇食物，如动物内脏、蛋黄、鱼籽、猪蹄、肉皮、鸡皮等的摄入，宜进食鸡肉类"白肉类"荤菜，少食用羊肉等"红肉类"，蛋白质的摄入，应以既满足人体的需要又不增加肾脏的负担为标准。

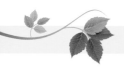

误区二：不吃盐，少饮水（×）

大家都知道水、盐与水肿直接相关，所以许多患者对吃盐饮水特别注意，以致造成"恐盐"和"恐水"心理，限盐限水是针对有高血压，水肿，少尿的患儿，为避免造成过多水钠潴留，加重水肿和高血压而言的。若无上述情况，则不应特别限制水、盐的摄入，采取低盐饮食，适当控制摄入量，而非绝对不吃盐。不吃盐会导致体内钠的缺少，出现无力，抽搐，低血压等情况。而当尿路感染时则需要多饮水，保持足够的尿量，保证体内足够水分的同时不增加肾脏的负担。

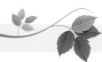

误区三：以形补形，吃腰补腰（×）

大多数认为"吃腰补腰"，很多人把猪肾视为最佳补品，这是错误的。猪肾中含有较高的尿酸和嘌呤，吃多了，这些有害物质在肾内也不易排出，易引起结石和痛风。肾脏功能损害时，多吃会增加肾脏负担，有害无益。

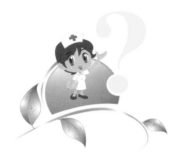

肾病治疗不要乱选药

在临床中,经常遇到一些家长急于将孩子的肾病治好,在医生开了一些西药后,又自行在药店买一些中药、中成药,甚至到某个郎中那里抓一些"包治肾病"的偏方混合着一起吃,或者随便停用药物。这样的做法不但不能治好肾脏病,反而加速了肾功能衰竭,使病情更加复杂化,更加难治疗。

比如一些肾脏病患者,医生为其开了西药泼尼松后,患者听说一些中药能治疗肾脏病又自行服用中成药肾炎舒、肾炎康复片,同时还服用一些中草药,这样容易造成药物之间相互冲突,产生不良反应,使毒性增加、药效下降、副作用增加,这样就增加了疾病的复杂性、严重性,使病情更加难以控制。因为在服用泼尼松的同时服用了不知名的中药(尤其是那些所谓的偏方),很可能进一步损伤肾脏,因为有些中药含有有毒成分——马兜铃酸,这种成分会严重损害肾脏。有些人也知道不能同时服用几种药物,就随意将泼尼松停用。如果长期服用泼尼松,内在分泌的激素就会下降,突然停用,身体需要的激素就不够用,就会造成肾上腺危象,危及生命,所以不能乱服用,也不能乱停用,一定要在医生指导下服或停。

由于肾脏病的治疗较为棘手,无论何种药物,均有程度不同的副作用,且需根据病情调节药量与疗程,否则病情会反复发作,不断加重对肾脏的损害,终至一发不可收拾。故患儿必须在医生指导下,坚持连贯的系统的治疗,直至痊愈。

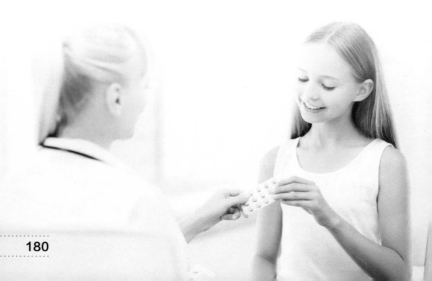

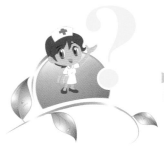

肾病综合征的饮食宜忌中医观点

中医认为肾病综合征是由多种病因引起,以水肿为特征,全身气化功能障碍的一种疾病。该病以肺脾肾三脏功能失调为中心,以阴阳气血不足特别是阳气不足为病变之本,以水湿,湿热及瘀血等邪实阻滞为病变之标,临床表现为虚实夹杂之证。在该病的治疗中对病人进行饮食调理很重要。

❀ **限制进食"咸"味食物** 在中医"四气五味"的理论中,"咸"味主入肾经,走血分。病人大量进食"咸"类食物或药物,会影响肾的气化功能,肾主水功能受损,加重水肿的症状。其中"咸"并非只是味道的咸,有些食物虽吃起来味道不咸但同样具有"咸"味的作用,因此同样应该注意。在日常生活中应当注意限制的咸味的食物有食盐,味精,腌制食品,含钠量高的饼干点心,海副产品等。

🍀 **忌食滋腻厚味,辛辣刺激的食物** 肾病综合征患者脾胃受损,运化吸收功能受损。若嗜食滋腻厚味及辛辣刺激的食物不仅会加重脾胃负担,而且会酿湿生痰化热,加重病情。肾病综合征病人日常生活应进食清淡,易消化食物。忌食脂肪含量高,油炸煎烤类食品以及辛辣刺激的食物,如辣椒、狗肉等。

🍀 **适当采用补益精血的食物** 多进食补益精血的食物,能增强机体抵抗外邪的能力。病人在日常生活中应适当进食优质蛋白食品,如牛肉,鸡肉,牛奶,蛋类等。同时也应注意营养的全面,均衡。补益要根据病人的体质及病情偏重,因人因症施补,补不宜过。

🍀 **多食属于"甘"和"淡"味食物** 肾病综合征病人常有肺脾肾的不足,又以水肿为特征,多食甘味,淡味食物可以扶正祛邪,利水消肿。日常生活中多数食物是甘味的,比如山药,鸡肉,各类米面杂粮,瓜果蔬菜等。属于淡类的食物如冬瓜,绿豆,茯苓,薏苡仁等。

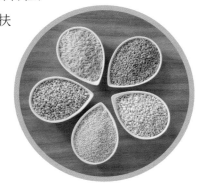

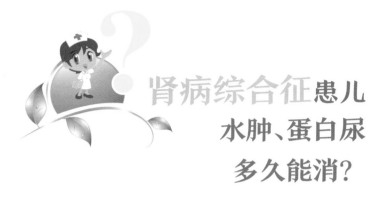

肾病综合征患儿水肿、蛋白尿多久能消？

很多初发的肾病综合征患儿家长用了激素后就会迫不及待地问，"我家孩子蛋白什么时候能消？""我家孩子怎么还肿呢？"

有的患儿在应用激素以后数天时间内尿蛋白就消失了（"转阴"了），一般在4周以内尿蛋白可转阴，称为对"激素敏感"。而有的患儿在用激素以后超过4周尿蛋白还不转阴，称为"激素不敏感"或"激素耐药"。这往往与肾脏的病理类型或遗传基因或其因素有关。所以一般激素初期诱导，至少要用4周的时间，即家长需耐心用4周的激素，然后医生会根据患儿对激素治疗的反应情况来制定合适的治疗方案。

肾病综合征患儿的水肿轻重程度和持续时间因人而

异,有很大区别。有的水肿较轻,数肾病综合征患儿的水肿轻重程度和持续时间因人而异,有很大区别。有的水肿较轻,数天后水肿就消退了。有的全身水肿很严重,包括腹水、胸水、阴囊水肿等,可持续 3~4 周甚至更长时间不消退。一般而言,只有尿中不再漏蛋白,水肿很快即可消退。

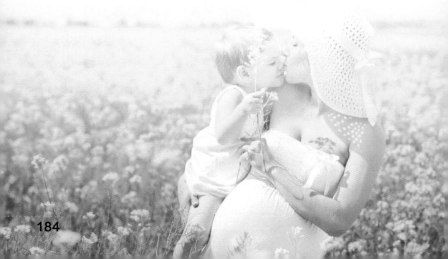

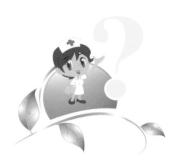

儿童肾病的
饮食与预防

　　儿童肾病的饮食中要含有足够的维生素 A、维生素 C 和 B 族维生素，以及丰富的铁，还要补充钙，以免因缺钙而引起骨质疏松。禁忌食用刺激性食物和强烈的调味品。

　　肾病综合征患儿尿液含中有大量蛋白质，由于长期蛋白质随尿液排出而造成低蛋白血症和高胆固醇血症，针对上述情况，家长要根据患儿的病情制定合理的饮食，但由于病儿常食欲不振，不愿进食，高蛋白、高热量无法摄入。合理饮食是治疗儿童肾病的重要环节，肾病综合征是慢性消耗性疾病，表现是全身性水肿。

　　因此，患儿家长应经常调整饮食的色香味和种类，提高饮食质量，满足患儿的饮食习惯，鼓励患儿积极配合以达到肾病营养疗法的要求。

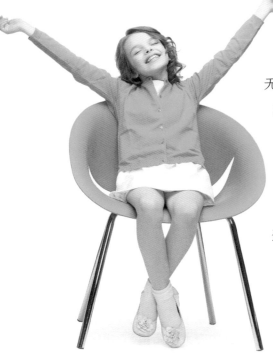

在严重水肿、蛋白质期应给无盐、高蛋白饮食如鸡蛋、瘦肉等；在水肿、少尿期应限制蛋白质的摄入；非水肿非大量蛋白质期应给适量蛋白质为宜，儿童肾病应用利尿药以后，可低盐饮食，大量利尿期可增加面条、菜汤等含钠食物。

儿童肾病尿量正常水肿消退后，切记不要过分限制食盐。以免食欲不振，服用激素可增加食欲，应适当限制热量的摄入，以防止体重猛增或肝脏增大。

如果我们能够做好对于儿童肾病的预防措施，可以一定程度上抑制儿童肾病的发生。常见的预防措施如下：

🍀 **扁桃体摘除术** 对于反复发作扁桃体炎的儿童肾脏病患儿，可考虑进行扁桃体摘除术。对已发生急性咽炎、皮肤感染者,儿童肾脏病的预防应及早给予有效治疗,以减少肾炎发病的机会。

❀ **儿童肾脏病的预防要注意气候变化**　及时给小儿增减衣服,儿童肾脏病患儿要避免感受外邪。

❀ **锻炼身体,增强体质**　通过增强身体素质的方式,提高抗病能力来预防儿童肾脏病的发生。

❀ **注意皮肤卫生、预防蚊虫叮咬和皮肤感染**　儿童肾脏病的预防平时要注意皮肤卫生,勤换衣、勤洗澡,尤其是在夏季,要防止蚊虫叮咬及皮肤感染。

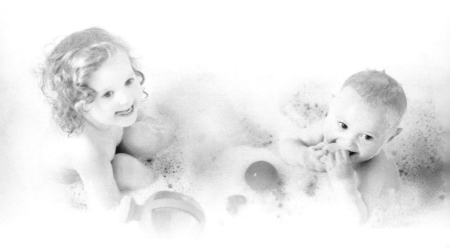

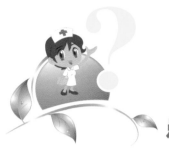

肾功能不全
患儿的食物选择

　　肾病综合征患儿出现肾功能受损时,除了要合理的药物治疗以外,食物的选择也至关重要。

　　🍀 **麦淀粉作为主食**　肾病综合征出现肾功能损伤的患儿可采用部分麦淀粉(或玉米淀粉、土豆淀粉等,约含蛋白质0.3%~0.6%)作为主食代替面粉及大米,多选食含蛋白质低而含热能高的食品如土豆、白薯、山药、芋头、藕、荸荠、南瓜、粉丝、藕粉、菱角粉、荸荠粉等(表1、表2)。

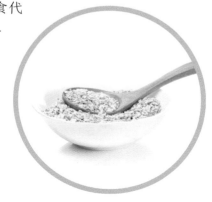

表1　等值谷类食物交换单位

食物名称	每份重量(g)
● 麦淀粉、玉米淀粉、蚕豆淀粉、土豆淀粉、藕粉、地瓜粉(山芋粉、甘薯粉)、木薯粉、干粉丝(绿豆粉丝、蚕豆粉丝、山芋粉丝)、西米	50
● 马铃薯(土豆)、木薯	150
● 甘薯(山芋、红薯)、茨菇、芋头	300
● 凉粉	400

(每份含碳水化合物 50g,蛋白质极少,作主食用)

表2　等值谷类食物交换单位

食物名称	每份重量(g)
● 稻米、小米、糯米、面粉、米粉、干玉米、薏米、混合面、挂面、燕麦、苦荞面、油条、通心粉、高粱米	25
● 咸面包	37.5
● 干粉条	23
● 馒头、烧饼、烙饼、窝窝头	35
● 生面条	30

(每份含碳水化合物 19g,蛋白质 2g,脂肪 0.5g)

❀ **蛋白质补充尽量选择动物性蛋白**　尽量选用动物性蛋白食品作为蛋白质的主要来源,如鸡蛋、牛奶、瘦肉、鱼虾等(详见表3、表4),含植物蛋白高的食品应限制,如干豆类、豆制品、硬果类及谷类;

表3 等值肉禽鱼类食物交换单位(一)

食物名称	每份重量(g)
● 猪瘦肉、牛瘦肉、羊瘦肉、鸡肉、鸭肉、鹅肉、猪肝;鳊鱼、鲫鱼、青鱼、鲶鱼、黑鱼、桂鱼、泥鳅、鳗鱼、带鱼、黄鱼、鳕鱼、基围虾、对虾、河虾	50
● 草鱼、鳝鱼、鲳鱼、河蟹、海蟹、鲜贝、鲜海参	60
● 海参(水发)	125

(每份含蛋白质10g,脂肪少量)

表4 等值蛋奶类食物交换单位(二)

食物名称	每份重量(g)
● 鸡蛋(中等大)、鸭蛋(小)、鹅蛋、鹌鹑蛋	1个约50g
● 鲜牛奶、酸奶	200ml
● 全脂奶粉、全脂羊乳粉、全脂速溶奶粉	30g

(每份含蛋白质7g,脂肪7g)

🍀 **蔬菜水果可正常吃** 可常量选用(详见表5、表6),在肾功能衰竭伴高血钾的病人,必须戒含钾食物水果,如番薯、土豆、笋、香菇、白菜、榨菜、豆类、花生和核桃等,到了恢复期吃水果则有益病人康复。

表5 等值蔬菜交换单位

食物名称	每份重量(g)
● 大白菜、圆白菜、菠菜、青菜、韭菜、芹菜、西葫芦、西红柿、冬瓜、苦瓜、黄瓜、茄子、丝瓜、苋菜、绿豆芽、鲜蘑菇、水浸海带	500g
● 白萝卜、青椒、茭白、冬笋、杏鲍菇	400g
● 倭瓜、南瓜、花菜、西兰花、甜椒	350g
● 鲜豇豆、扁豆	250g
● 胡萝卜、洋葱、蒜苗	200g
● 莲藕、凉薯	150g
● 毛豆、鲜豌豆	70g

(每份含蛋白质 5g,碳水化合物 17g)

表6 等值水果交换单位

食物名称	每份重量(g)
● 甘蔗、香蕉、无花果、桂圆(鲜)、荔枝(鲜)、山楂、鲜枣、石榴、柿子	50g
● 菠萝、桃、鸭梨、苹果、蜜橘、柑橘、柚子、葡萄、西瓜	80g
● 枇杷、草莓、李子、杏子、杨桃、柠檬	110g
● 杨梅、樱桃	160g

(每份含碳水化合物 10g)

表 7　食物中的含钾量（mg/100g）

水果类	含钾量	菌藻类	含钾量
香蕉	256	口蘑（白蘑）	3106
哈密瓜	190	紫菜（干）	1796
蜜桔	177	银耳（干）	1588
苹果	115	海带（水发）	222
梨	105	金针菇	195
桃	100	草菇	179
西瓜	87	木耳（水发）	52
芦柑	54	香菇	20
菠菜	311	丝瓜	115
莴笋	212	茄子	112
青菜	210	黄瓜	102
花菜	200	生菜	100
扁豆	178	西葫芦	92
小白菜	178	白菜	90
西红柿	163	冬瓜	78
豇豆	145	绿豆芽	68

 忌喝各种家禽、鱼、肉浓汤

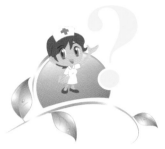

肾病综合征患儿
为何要补钙?

　　肾病综合征的患儿在行骨密度检测时常常提示骨密度偏低,很多家长就很纳闷,为什么孩子会缺钙呢?

　　众所周知,肾病综合征患儿的一个重要特征是有大量的蛋白尿排出。蛋白尿丢失的主要是白蛋白。在丢失大量白蛋白的同时,血液中容易与白蛋白相结合的钙也随蛋白尿一并排出体外。而此时患儿处在生长发育旺盛阶段,机体对钙的需求量相对增多,易致患儿体内缺钙。如果不注意给患儿及时补钙或摄取含钙食物不足,终致血钙偏低,诱发低钙惊厥、手足抽搐。

　　除此之外,治疗肾病综合征需要长期使用激素。药理研究表明,激素有对抗人体肠壁吸收维生素 D 和钙的作用。如此使患儿体内钙缺乏更加严重,从而易导致患儿骨质疏松,骨密度降低。

　　因此,在采用综合治疗小儿肾病综合征的同时,应注意补充维生素D和钙剂,以弥补缺钙现象,避免患儿发生低钙惊厥、手足抽搐、骨质疏松和骨折等,这是医生和患者在治疗小儿肾病综合征时都应该注意到的。家长则多给孩子吃钙食品,在药补的同时配合食补,就可以减轻甚至避免低钙并发症。需要注意的是,有肾结石的患儿需少食含钙食品!

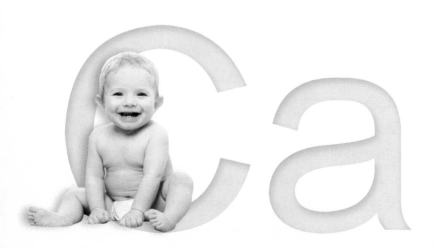

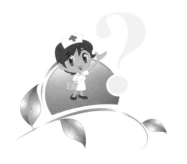

肾病综合征
的家庭护理

由于肾病综合征易复发,所以家庭护理极为重要。有高度水肿和蛋白尿时要卧床休息,对病情轻又淘气的患儿,要加强生活管理,控制其活动,水肿消退,蛋白尿明显减少,可适当活动;患儿水肿时要给予优质蛋白低盐饮食,因大量蛋白质从尿中排出,应给予鸡蛋、瘦肉等,补充丢失的蛋白质。水肿消退后由低盐饮食转为普通饮食。在激素治疗过程中,患儿食欲会大增,家长要注意适当控制患儿的食量。对于高度水肿患儿,床褥要松软,注意勤翻身,防止皮肤擦伤,适当抬高水肿部位。

作为家长应该要对这种病有一定的了解,积极配合医生治疗和护理。无论是使用激素还是免疫抑制剂治疗,都需要有一个疗程问题,建议家长要按医嘱督促患儿按时服

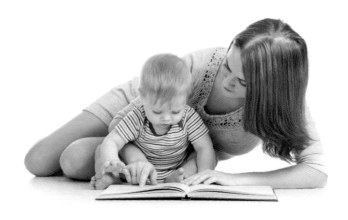

药,不能擅自增减或停药,以免导致复发,且复发后再用药治疗效果较差。由于患儿以激素治疗为主,若长期应用,可导致骨质疏松,所以一定要给患儿同时服用维生素 D 制剂和钙剂。

还有一点提醒家长注意的是,肾病综合征患儿抵抗力低下,容易发生各种感染,如应用激素和免疫抑制剂,更易感染,而感染又是肾病综合征复发的重要因素。在治疗过程中如果发生感染会前功尽弃。

因此,天气变化时要随时增减衣服,预防呼吸道感染,早、晚及饭后要漱口,预防口腔感染。当孩子有感染时,要积极治疗,同时到医院查小便,若感染控制后蛋白消失,可持续巩固治疗一段时间及定期复查。若蛋白持续存在,应到儿童肾脏病专科医院进行诊治,以明确是复发还是治疗方法不当所致。

　　在儿童肾病综合征中确实有部分患儿会陷入一个令人烦恼的循环中,即肾病综合征治疗——缓解——复发——治疗——缓解——再复发——再治疗——再缓解——再复发,治疗这些孩子,医生、患儿、家属之间必须密切配合,要有足够的耐心和信心,采取治疗、巩固、维持治疗的方针,最终大部分患儿会达到痊愈的结局。

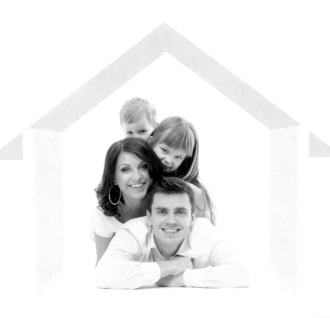

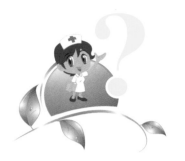

不要让孩子
患病以后
又患"心病"！

肾病患儿最需要什么？除了治疗和身体护理之外，更需要的是家人的关怀。家长应正确对待孩子的心理需要，给予孩子适当的心理护理。

🍀 **保持积极、乐观的精神状态。**

在家庭中，幼小的孩子是家长关注的中心。家长得知孩子得了肾脏病的一刹那，仿佛天塌了下来，不由自主地产生焦虑、担心、烦躁等情绪，有些家长逢人就述说孩子的病；有些家长反复询问医生孩子何时能康复；有些家长夸张地描述孩子的不适症状；还有些家长对孩子治疗后没有及时康复很沮丧……

孩子对疾病的了解是极少的，他们通过听家长讲和观察家长的表情来了解自己患病的轻重，所以家长的情绪影响着孩子的情绪,进而影响到疾病康复的时间。因此,当孩子得了肾病时,家长既要重视孩子的病情,及时带孩子看病和治疗,同时在孩子面前也要轻视疾病,使孩子对康复充满了信心。

鼓励孩子积极配合医生治疗

家长可以明确地告诉孩子,生病很难受,要想尽快减轻身体的不舒服感觉,必须按医生的治疗方案打针、吃药,而且打针、吃药的难受只是暂时的,过后身体就会慢慢好起来。同时家长要不失时机地给予孩子心理鼓励。

如"我知道你是个勇敢的孩子,一定能吃完这些药。"、"吃了药(或打针)后我们一起玩你最喜欢玩的玩具和游戏(或讲一个你最喜欢听的故事)"等,如发现孩子主动配合医生的治疗,表现出很坚强,家长要及时向孩子表达你的钦佩和赞赏,及时给他竖起大拇指、摸摸他的头、拥抱他等,让他感受家长的肯定和支持。

调剂好孩子的精神生活

孩子生病后活动的空间减少,可根据孩子的不同年龄创造条件,使他有适当的游戏、学习活动。例如,准备的一些玩具,一块小型魔术黑板,孩子无聊时,可以玩玩,或在魔术黑板上随意涂抹,还可以准备些书,让孩子看,帮他收集一些他关心或感兴趣的东西让他欣赏,尽可能让他不觉得孤寂、无聊。

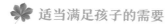 **适当满足孩子的需要**

生病会带来身体的不适和行动的不便,往往这个时候孩子的依赖性较强,他们希望家长时刻在自己身边,这时候孩子提出的需要(这些需要有相当多无理取闹的成分)很容易由于成人的同情而得到满足。如果对满足孩子的需要把握不当,很容易在病好之后使孩子出现任性的不良性格。

所以家长要正确地对待孩子的需要,明确哪些需要应该满足,哪些需要不能迁就。家长对孩子的情感关怀是必不可少的,家长可以通过和孩子聊天、给孩子讲故事和笑话、与孩子一起听音乐和相声等转移孩子对身体不适的过度关注;在孩子治疗时握着他的手,扶着他的肩鼓励孩子勇敢地配合治疗;提供他需要的一些生活用品,如为孩子准备好更换的衣服、鞋、袜和诱人食欲,营养丰富的食物;病重的孩子可以喂他吃饭、吃药、扶他如厕等。而对孩子的一些无理要求,如"不给我买玩具,我就不吃药"、"我就要奶奶喂药",病好了仍要家长陪着,不肯上学等,要坚决拒绝。

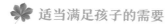 **给予孩子适当的爱**

家长在给孩子关爱时候要考虑以下三方面因素:

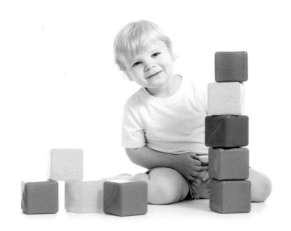

　　首先,要从孩子的能力方面考虑。他们能够自己做的事情让他们自己去做,如自己入睡,不用家长抱着输液,自己吃药等,让孩子学会照顾自己。当孩子能力做不到时,要给予必要的帮助,如病重时喂饭、喂药、洗漱、陪护和鼓励等使孩子感受到成人对自己的关心和爱护。

　　其次,要从成人的能力方面考虑。向孩子讲清楚成人的工作,知道由于带孩子看病,陪护和照顾孩子影响了成人的工作,所以身体好一些的时候就要自己照顾自己,不无理取闹。

　　最后,要从孩子的成长考虑。家长应该把眼光放远一些,从孩子的一生成长思考,如何通过生病的经历,给孩子一定的生活经验,使这些生活经验的积累帮助孩子战胜以后生活道路上的困难,这才是真正的爱。

🍀 引导孩子感受成人的爱

家长要结合事实,让孩子知道因为他们生病,影响到了成人的生活和工作,在照顾他们时成人很辛苦,所以要尽量自己克服困难,主动配合治疗,不提无理要求。又如启发他回忆,在他生病的时间里,大人睡不好,吃不好,观察家人都瘦了。具体的事实使孩子真实感受到成人的关心、成人的爱、成人的辛苦,在享受成人关爱的同时,萌发关心家人,回报家人的爱的愿望。

家长应该使孩子生病的经历成为一种生存经验的积累,把握好这个过程中的教育契机,进行适当的心理护理,培养良好的心理素质。

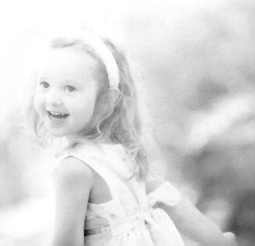

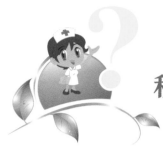

秋天,如何更好地
呵护孩子的
肾脏?

转眼间已进入霜叶红遍、丹桂飘香的秋季,天气的变化无常,使其变得不再那么美好,反因其为肾病高复发时节,让广大患儿家长及医护人员平添几分担忧。所以,南京军区南京总医院儿童肾脏诊疗中心特别提醒广大患儿家长做好患儿秋季的预防保健工作,以防肾病复发。建议大家做到以下几点:

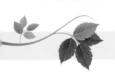

预 防 感 冒

从入秋开始气候变得干燥,气温逐渐下降,早晚的温差大。肾病患者由于抵抗力差稍不注意就会受寒,出现呼吸道症状。特别是老人、儿童,对气候的变化适应性和耐受性较差,感染发生的几率加大;冬季寒冷刺激会使血管收缩,血压升高,尤其是感冒会加重病情,出现严重的并发症。因此,应在秋冬季要根据季节的变化注意保暖,随气温变化加减衣物,防寒保暖,预防感冒,提高人体对气候变化的适应性。

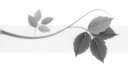

科 学 饮 食

蛋白质的供给 由于肾病的特殊性,应在医生指导下制定科学的食谱,饮食中蛋白质要适中,过多的蛋白质摄入会加重肾脏负荷,使肾功能不全或病情恶化,但过少又可能导致营养不良和低蛋白血症。通常每天不宜超过每公斤体重 1g,优质蛋白质要达到 50% 以上。

碳水化合物和脂肪的补充 由于部分患儿限制了蛋白质,其热能的供给要以碳水化合物和脂肪作为主要来源,能量供给视活动强度而定。休养的患儿每日可供给 126~147kJ/kg。

控制钠盐的摄入 严重水肿及高血压时钠盐限制在 60~120mg/kg。一般说一克盐可留滞 120ml 水,这样就会加重水肿与高血压盐对肾炎并无影响,吃盐并不会加重肾脏病变,故当肾功能逐渐恢复,尿量增多时,就可解除戒盐。长期戒盐食物淡而无味,影响孩子食欲,从而造成营养不良,重者造成低钠血症。在戒盐期间能否用代盐,或"秋石"？原则是不必要的:代盐或"碱秋石"实属钾盐,有肾功能不全时,往往已有高钾血症,食用钾盐,无疑是雪上霜,加重高钾血症。

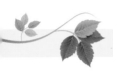 **富含纤维素的食物要多吃** 多吃些富含纤维素的食物,对大便畅通、排毒有利。

体 育 锻 炼

可根据自己的具体情况选择适度运动使气血通畅,进行一些动作舒缓、简单易行体育锻炼,增强体质,如散步等。英国医生在对一个有规律的肾病患者参与的运动研究中发现,6个月的定期散步(30分钟／天,5次／周)的肾病患者与另外在同一时间没有增加常规活动水平的患者相比,免疫细胞激活次数和全身性炎症发生明显下降。此结果表明,适度的运动对肾脏病患者有抗炎作用,可能通过这种方式可以减少患心血管疾病的风险。

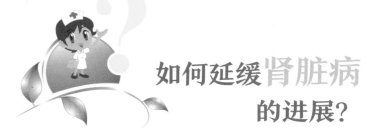

如何延缓肾脏病的进展？

当孩子的肾脏已经发生不可逆的病变时，我们所能做的，只有尽量延缓肾脏病的进展，那么如何才能延缓肾脏病的进展过程呢？

🍀 **首先，积极控制好孩子的血压。**

血压和慢性肾脏病密切相关，相互促进形成恶性循环。肾脏病患者中约半数合并高血压，ACEI 和 ARB 这两类降压药对于降低尿蛋白、保护肾功能具有良好的效果，已经被推荐为慢性肾脏病患者的一线降压药物，如很多家长熟知的贝那普利、缬沙坦等。

🍀 **其次，养成科学的饮食方式。**

正确的饮食方式对于延缓肾功能进展具有重大意义。优质低蛋白饮食是慢性肾脏病患儿需遵循和贯彻的原则，但是需把握好度。有些家长过度限制孩子的饮食,导致患儿营养不良,加速肾功能恶化的进展,严重影响生活质量。由于每个慢性肾脏病患儿的指标不同,我们更强调饮食的个体化治疗,由专科营养师对患儿的饮食结构进行系统指导,这样家长就能清楚地知道该给孩子"吃什么、怎么吃、吃多少"。

✿ **最后,需合理应用药物。**

　　临床上需选择保护肾功能的药如虫草类药物或大黄类药物如儿肾 3 号,同时滥用药物带来的肾脏损害屡见不鲜,有些药物并无明确的"肾脏保护"作用,一些"广告宣传药"、"偏方"甚至会对肾脏造成进一步损害。因此,需仔细甄别,谨慎用药,药不是饭,需听从正规医院专科医生的指导,切莫自作主张,酿成恶果。

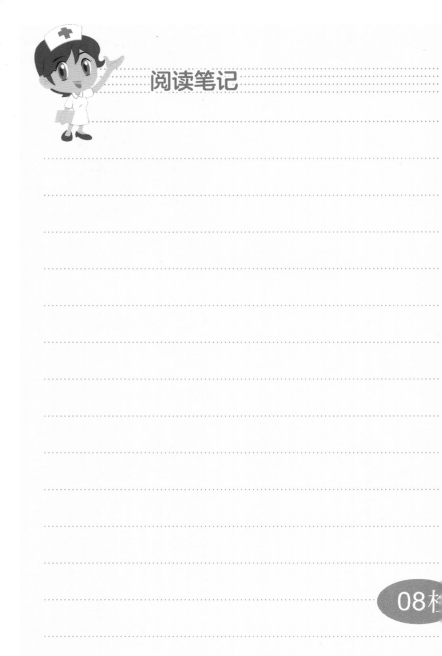

阅读笔记